加藤寛一郎

JN227557

一日一食 断食減量道

講談社＋α《プラスアルファ》新書

はじめに──「食べたくて飲みたい人」へ

この本は、私のように「食べたくて飲みたくて太る人」のための減量法を述べたものである。一般論でなく、太る体質の人が「標準体重まで」痩《や》せるための本である。

私は必要に迫られて、自ら減量法を開発し、三十五年間実践してきた。この本はその方法──一日一食減量法──を解説したものである。

この方法は、最初ある程度の苦痛を伴う。そこを通過すると、世の中が光り輝いて見える。減量は楽しみに変じ、体は健康な爽快感《そうかいかん》に満たされる。

この本は減量の実行法とともに、それに至る過程も説明する。それは直截《ちょくせつ》に言えば、私の方法を信用していただくためである。このため恥《はじ》を忍んで、我が失敗もプライバシーも公開した。

実行段階における状況も、詳しく説明する。理由の一つは、現在氾濫《はんらん》する減量についての報道や記事に、誤りが多いからである。それは、減量について語り書く方々の多くが、減量を体験していないと推測されるからである。

「第一章　生物としての人間の凄《すご》み」は、私の減量法の効用を述べる。減量が五キロから十キロにおよぶと、世の中が光り輝いて見える。あるいは、体中に爽快感がみなぎり、考え方が際立って積極的、攻撃的になる。これは減量が生存のための本能を鼓舞《こぶ》し、体の諸機能を蘇《よみがえ》らせるためではないかと推測している。

「第二章　究極の一日一食減量法」は、私が提唱する減量法の概要を述べる。この方法の要点は、体に「脂肪を燃焼させる癖《くせ》」を早くつけさせることにある。そのためには——とくに初心者には——一日一食が有効である。そして減量に熟達すると、美味《おい》しいものを少量食べることが楽しみになる。高級食品店における試食は、これを実践ないし確認する一方法である。

「第三章　リバウンドも減量の楽しみ」は、私が減量を繰り返した経緯を述べる。私の減量法は、リバウンド（減量後の体重増加）を許容する。食べて太ることを恐れない。私はこの減量法を継続使用し、五十歳代後半まで、二十代の体重を維持した。それは結婚式用の礼服を——我々夫婦は三十組の仲人《なこうど》をした——生涯一着ですませたからである。またこの章では、私が犯した誤りについても詳しく述べる。

「第四章　なぜ、減量道を極めるに至ったか」は、私の運動歴と減量法の関係について述べる。私は高校を卒業するまでひどいいじめを受け、これが生涯にわたる劣等感となった。このため武道に憧《あこが》れを持ち、結果的には武道の真似事を現在も続けている。一方、私には太る体質があり、運動を続ける必要性が「我が減量道」に磨《みが》きをかけた。

「第五章『歩く』ことの効用」は、私の飲酒歴と健康状態、減量の関係について述べる。私は五十六歳のとき、コレステロールの異常を指摘され、五十七歳で肝《かん》機能の異常を指摘された。私は減量法と「歩く」ことを併用し、結果的に見るとこの十年間、健康と不健康の境界を往《ゆ》き来してきた。

「第六章　本格的減量に挑《いど》む」は、この本を書く契機になった減量――定年後に行った本格的な減量――について述べる。定年を挟《はさ》む三年間、私は十巻の本を書くことを口実に、不摂《ふせつ》生《せい》の限りを尽くした。この結果、体重は標準体重を十キロ超え、コレステロールも肝機能の諸数値も大きく乱れた。これを我が減量法で、正常範囲に戻す過程を解説する。同時に、減量の技量が進むと、微妙かつ繊細《せんさい》な味が識別《しきべつ》できるようになる。このことも解説する。

この本は、第六章で述べた減量開始から約五ヵ月経過した時点、すなわち二〇〇二年三月の時点、で書かれた。ただし最後の小見出し「六十七歳のボクシング」の項だけは、そこからさらに六ヵ月経過した同年九月の時点で書かれている。この間私は、二十代初期の体重を維持した。

そしてその間に、新聞連載とボクシングという、新しい二つの冒険に踏みだした。これは長期にわたる減量の効果ではないか。人間がここまで積極的になるとは考えていなかった。著者自身が最近気づいたことであるので、書き加えた。

東京大学の元医学部長、石川隆俊《いしかわたかとし》名誉教授は、医学的見地から、この本の解説を書いてくださった。講談社の古屋信吾氏は、この本を書く機会を与えてくださった。また阿原幸氏には、編集作業でお世話になった。各位に厚くお礼申し上げる。

二〇〇二年十月

加藤寛一郎《かとうかんいちろう》

◉目次

第二章　究極の一日一食減量法

第四章　なぜ、減量道を極めるに至ったか

第五章　「歩く」ことの効用

第六章　本格的減量に挑《いど》む

第一章　生物としての人間の凄《すご》み

二かけらのパンを食す

減量開始から二週間経過、私の体重は四キロ減少していた。

早朝、私は「ジョナサン」に仕事に来た。この店は、私が非常勤講師をしている私大の近くにある。通常は、朝九時からの講義に対し、七時前にここに着く。

最初ここに来たのは、冬期、寒さを凌《しの》ぐためであった。大学の非常勤講師室に行っても暖房がない。それが重なり、しばしばここで仕事をするようになった。注文のメニューは、いつも同じである。厚切りトーストのモーニング・セットである。

定年後の半年間、かなりの頻度《ひんど》で、私は朝、ここで仕事をした。『墜落』十巻（講談社刊）のノルマを果たすためであった。この半年間は、禁を破って、厚切りトーストを一枚食べた。バターとジャムをたっぷり塗《ぬ》って。

この朝は、減量開始後初めての「出勤」であった。減量時は、私は、儀式としてしか食べない。小さいかけら――親指の第一関節から先程度――を二つ、バターとジャムを塗って食べる。

減量経験のない読者のために記しておく。こういうとき、食べるほうがむしろ辛《つら》い。そのとき、二かけらでぴたりとやめる。これが減量道の奥義《おうぎ》である。そこには誇りと悦《よろこ》びがある。

私は二かけらのパンを食べた。「天にも昇る」気がした。世の中に「これほど美味《おい》しいものはない」と感じた。

その瞬間、閃《ひらめ》いた。「減量道の本を書こう」と。

減量は、エネルギーを解《と》き放《はな》つ

これは、減量時に現れる典型的状態の一つである。考え方が積極的、攻撃的になる。体のエネルギー減少に対し、生体が自己を守るための反応ではないかと私は考えている。

若いころは、減量が進むと、世の中が光り輝いて見えた。目の前に塀《へい》があれば、軽々と飛び越えられる気分になった。

いまは、少し違う。気持ちがずっと穏《おだ》やかになった。たぶん、減量を繰り返したことによる「慣れ」があるのだと思う。このため感激は薄れている。しかし、考え方が積極的、攻撃的になる点は同じである。

今回は、久しぶりに、本格的な減量に挑《いど》んだ。また、定年を経験し、精神状態に変化があった。いま私は、再び塀を飛び越えようとしている。私がこの本を書こうとしていることが、何よりの証拠である。

私は、一応、航空機の専門家ということになっている。その私が、専門外のことに踏み込もうとしている。他人の専門分野に手を出すことは、かつていた大学では、決して犯してはならぬ鉄則の一つであった。

それだけではない。訝《いぶか》り、反対する編集者を、説得しようとしている。

こういう無謀《むぼう》なエネルギー、活力は、減量によって——たぶん減量によってのみ——得られるものである。

減量は、エネルギーを解《と》き放《はな》つ。

自慢話に、ろくなものはない

それでも私には、なお、恐れ、躊躇《ちゅうちょ》する心はある。なぜか。

減量を成功させた話は、一種の自慢話である。自慢話に、ろくなものはない。あとで病気になって恥《はじ》をかく。この可能性を、私は非常に恐れる。いまの私の心境は、次のようなものである。

「蟬《せみ》の将《まさ》に死なんとする、其《そ》の声や善《よ》し」

賢明なる読者は、このような慣用句が実在しないことを知っておられる。これは私の創作である。いや、いつの間にか、論語《ろんご》を誤って記憶した結果である。正しくは、論語・泰伯《たいはく》の原文は、次のようになっている。

「曾子《そうし》言いて曰《いわ》く、鳥の将に死せんとする、其の鳴くや哀《かな》し、人の将に死せんとする、其の言や善し」

私は、原文の初めと終わりをつないだ。そして、鳥を蟬に置き換えた。松尾芭蕉《まつおばしょう》の「やがて死ぬけしきは見えず蟬の声」がまぎれ込んでいる。

我が創作の一句は、私の声高を嗤《わら》い、後に健康を害したときに備え、謙虚《けんきょ》さを強調したものである。

私は、六十歳で東京大学教授の定年を越えた。六十五歳で、役所勤め（文部科学省傘下《さんか》の特殊法人、日本学術振興会理事）の定年も越えた。いまや、いつ死んでもおかしくない。健康に関する本を書けば、大恥をさらす危険性が極めて高い。

自らの減量体験があってこそ

それでも、私はこの本を書く。

賢明なる読者は、この点もすでにお気づきであろう。我が創作の一句、「蟬の将に死なんとする、其の声や善し」には、かなり私の本音《ほんね》が含まれていることも。言い換えれば、「将に死なんとする私の声は、正しいからよく聞け」の意味が、不遜《ふそん》にも込められている。

次に、その理由を説明したい。

第一に、私の周囲には、健康診断の結果、コレステロールや肝《かん》機能の数値の乱れを指摘《してき》され、食べること、飲むことへの不安を持ち続けている人が大勢いる。

彼らの多くは、減量で、そこから抜けだすことができる。その方法を教えて差し上げたい。こういうお節介《せっかい》な気持ちが、私にはある。

第二に、減量については、あまりにもウソが多い。その理由は、たぶん減量について論じる人の多くが、あるいは生活習慣病の治療にあたる医師の多くが、自ら減量を体験していないからである。

そういう人たちの多くは、自ら五〜十キロの減量を行い、その体重を維持・管理した経験がない。そうでなければ、あれほどのウソがまかり通るはずがない。

私はこれでも、五十歳代後半まで、二十代後半の体重を維持してきた。そういう意味では、「死なんとする蟬の声」であっても、減量について書く資格があるのではないか。不遜にも、私はそう考えている。

ふてぶてしい自信

私は過去十年間、自分の健康に不安を抱いてきた。五十六歳のとき、職場の健康診断で、まず総コレステロールの異常を指摘された。そしてその翌年、さらに肝機能ＧＰＴの異常を指摘された。

以後、そこそこの減量を行うことで、正常と異常の境界を往《ゆ》き来してきた。しかしその間、常に体のどこかに時限爆弾を抱えたような不安があった。健康に関し、「枕《まくら》を高くして」寝たことがなかった。

そして定年を迎え、年金生活者へ移行した。そして十巻の本を書くことを口実に、「不摂《ふせっ》生《せい》の限り」を尽くした。この段階で、決定的な数値の乱れに遭遇《そうぐう》した。

私は、徹底的な減量を行った。幸い私は、自分なりの減量法を修得していた。これを久しぶりに、徹底して実行した。これによりほぼ二ヵ月のあいだに、すべての数値を正常範囲内に戻した。

いま私は、コレステロールと肝機能に関し、十年間悩まされてきた不安から解放されている。私は大酒飲みではないが、いま、「死ぬほど飲める」自信に満ちている。「飲める」「食べられる」自信は、体力への自信につながる。いま私の体は、健康な爽快感《そうかいかん》に満ちている。

考え方は積極的、攻撃的になった。そして減量の本を書くほどに、「ふてぶてしい自信」を持つまでになった。

わずかな苦痛を耐え忍ぶことで、読者も「ふてぶてしい自信」を持つことができる。そのソフトを伝えるために、お節介にも——これも減量の効果か——この本を書きはじめる。

正しい減量の第一歩

世の中に、価値あるもので、何もしないで得られるものはない。よい目にあおうと思えば、必ず何がしかの努力、あるいは犠牲が必要である。

減量にも、それなりの苦痛は伴う。それは、後に開けるバラ色の世界に支払われるべき代償である。

我が「一日一食減量法」の特徴の一つは、これによって体に、余分な脂肪を燃焼させる癖《くせ》を、早くつけさせることである。体がこの癖を覚えるのに、最初は三日から四日かかる。このあいだが、最大の苦痛を感じるときである。

ひとたびここを通過すると、体に爽快感が満ちてくる。この状態に達すれば、あとは心配はいらない。ここであなたの体重は三キロ以上落ちているはずである。

ただし、そのためには、まず、体重のことを正しく知らなければならない。体重は、一日のあいだに二キロ程度変化している。こういう変化を理解することが、正しい減量の第一歩である。こういう変化も含めて、この本は解説する。

そして真の意味で体重が五キロ以上落ちれば、あとは、光り輝くバラ色の世界が待っている。

減量が長続きするコツ

私は一時期、飛行の神業《かみわざ》に魅せられ、内外の名人たちを訪ね歩いた（拙著『生還への飛行』講談社＋α文庫参照）。そしてたどり着いた結論は、予想とはまったく逆のものであった。すな

わち、

「彼らは一生をかけて仕事を楽しんでいる。必ずしも刻苦《こっく》勉励《べんれい》努力しているわけではない。好きで楽しんでいるからこそ、長続きし、上達する」

興味を持った私は、日本の学術をリードする人々について、同じことが学問の世界で成り立つかどうかを調べた。

結果は、九名中少なくとも七名が、「好きなことを楽しんで」いた（拙著『知の頂点』講談社刊参照）。

「好きなことを楽しむ」ことは、あらゆることについて、成功するための基本原理であるように思われる。減量についても同様である。

減量が長続きするためには、「減量が好きになる」ことが必要である。少なくとも私が三十五年減量を続けてきたのは、減量が好きであったからに他ならない。

では、なぜ好きになれたか。それは減量することが楽しいからである。なぜ楽しいか、それは、減量によって得るものが大きいからである。減量によって、素晴らしい世界が開けるからである。

そこに何があるのか。年を経たいま、それは年齢によって、少しずつ変わるように思う。

かつては、世の中が光り輝いて見えた。いまは、生きるための気力が充実した。さしあたり、そう書いておく。

生存のための新世界

その背後に共通してあるのは、「健康であることの爽快感」ではないかと思う。ただし、繰り返すが、それを手に入れるには、若干《じゃっかん》の苦痛に耐えなければならない。

その苦痛とは、「体に脂肪を燃焼させる癖をつける」ために要する鍛錬《たんれん》である。それは現代、あまりにも奢侈《しゃし》に流れた生活環境のために、我々の多くが忘れてしまった機能である。

減量は、この忘れ去られた機能を蘇《よみがえ》らせる。同時に、忘れていた生存のための闘争本能も蘇らせる。これがたぶん、私を奮い立たせ、減量を長続きさせている。

読者が、もし体重オーバーであれば、この素晴らしい世界、生存のための新世界を体験する絶好の機会である。

減量について訳知り顔の人が問う。「一食で大丈夫か」と。大丈夫である。むしろ、一食のほうがよい。そのほうが、生存のための本能を、より早く目覚めさせる。

「栄養のバランスは大丈夫か」「ビタミンが不足しないか」。大丈夫である。人体は、そんなに柔《やわ》ではない。不足する成分は、自分で知覚できるようになる。ここが生物としての人間の凄《すご》みである。

この本は、私の三十五年にわたる体験に基づいている。内容を信じていただくために、失敗はもちろん、恥ずかしい運動歴も健康診断データも、すべて公開した。

余分な脂肪を有する人であれば、この減量法で健康を損なうことはない。私はそう確信している。

第二章　究極の一日一食減量法

減量経験がない医者

減量について言われていることで、もっともおかしいことの一つは、「食事を三度に分けて、きちんと食べよ」ということである。専門医が、平気でそういうことを言う。

太ることは、心臓病や脳卒中などの原因になるらしい。これらの病気は、四十歳ごろより増える。かつては成人病（アダルト・ディジージズ）と言われた。いまは生活習慣病（ライフスタイル・リレイテッド・ディジージズ）とよばれる。よび方を変えたのは、成人病の英語訳が、性病を意味するからである。

太ることは、生活習慣によるかもしれない。私は、ストレスや遺伝子の影響も大きいと考えるが、その議論は措《お》く。

私がもっとも問題だと思うのは、生活習慣病の専門家が、ほとんど自ら減量を経験していないのではと思われる点である。

この人たちは、一四〇〇キロカロリーを三度に分けたらどのくらいの量か、ご存じないらしい。チーズバーガーにフライド・ポテト、これにサラダとドレッシング、この程度の量の食事を、日に三度繰り返せというのであろうか。

太る人は「がつがつ」食べる

太る人は、たいてい多く食べる。私のように「がつがつ」食べるのが普通である。そういう人間の食物摂取量《せっしゅりょう》を、長期にわたって制限する。少なくとも数ヵ月間、制限する。これが減量である。それには工夫がいる。

大学にいると（大学に限らないと思うが）、とくに五十歳ごろに近づくと、結婚式に招待されることが異常に多くなる。当時、披露宴《ひろうえん》でよく顔を合わす大学同期の友人に、某企業の部長がいた。

彼は、重い糖尿病を患《わずら》っていた。正確には糖尿病で倒れて、社会復帰した直後であった。彼はスキー宿で倒れ、病院で意識を回復した。このとき「世の中が白黒二色に見えた」話を、何度も私に繰り返した。

披露宴では、この部長と並んで座ることが何度もあった。彼は宴の直前、トイレに消える。注射を打ち、薬も飲むのだと思う。そして披露宴では、私より遥《はる》かに多量に飲み、かつ食べる。

医者はこういう人間に、「一四〇〇キロカロリーを三度に分けて食べよ」と言う。理屈は正しくても、実行はほとんど不可能である。医者は、そういうことを知っているのであろうか。

減量は、決して容易にはできない。減量には、少なくとも最初、かなりの苦痛を伴う。ただし、一度減量に成功すると――十キロから十五キロ程度の減量に成功すると――バラ色の世界が開ける。世の中が光り輝いて見える。

そして一度でもこの世界を体験すると、減量は決して苦痛ではなくなる。むしろ、期待を込めて、減量が楽しめるようになる。

その方法は、後にまとめて述べる。ここではもう少し、間違いだらけの減量の話を続けさせていただきたい。

医者は健康診断を受けない

母は、眼科の開業医であった。叔父《おじ》二人は内科の開業医であった。従兄弟《いとこ》の一人は内科医、二人は医学部教授である。医者については、少しは通じているつもりである。

一般に医者や医学部の教授は、ほとんど健康診断を受けない。それは実に驚くべき事実である。たぶん、怖《こわ》くて、自らのデータを正視する勇気がないのではないか。あるいは、それを同業者に知られるのを恐れているのではないか。

したがって、彼らの多くが、「減量せよ」と告げられた経験がない。減量に関しては――理論はさておき――実践については、あまりご存じない。

読者のなかに、太りすぎで、コレステロールや肝臓《かんぞう》の数値が悪いと言われた方がおられると思う。すると医者や健康センターの担当者が、「減量しなさい」と言う。

しかし、減量の仕方を教えられた方がいるであろうか。彼らの多くは、減量をした経験がないのである。経験がなくて、確信ある指示ができるはずがない。

自分の意志で体重の増減が

私自身は、自分の意志で体重の増減ができる。このために、何度も、次のような経験がある。

健康診断で数値が乱れ、保険センターによびだされる。私は、「この次、下げてきます」と言う。すると担当医が、冷ややかな顔をする。「むずかしいですよ」と言われることもある。

そして次回、実際に数値を下げてみせると、反応は二通りある。びっくりして、誉《ほ》めてくれることもある。がっかりした顔をする先生もいる。後者の先生に小太りの方が多いような気がする。考えすぎであろうか。

これは推測だが、先生たちは、患者のデータに基づいて私を判断している。私に言わせれば、減量法を知らない人のデータが、判断の基準になっている。

コレステロールや肝臓の諸数値は、太りすぎれば必ず乱れる。その乱れは、脂肪肝を含めた健康体であれば（私は何度も脂肪肝と診断された）、減量で必ず回復する。

そのデータは、後に示す。

何とも言えぬ不快感

間違いだらけの減量について、もう一つ書いておかなければならない。それは「たくさん食べる」類《たぐい》の減量についてである。

私も一度これを試みたことがある。そして一度行えばもう充分、二度と試みようとする気は起こらない。

私が試みたのは、「グレープフルーツ・ダイエット」であった。一九六〇年代後半、アメリカで喧伝《けんでん》された。これを行うと、数日間で二〜三キロ、実際に体重が落ちる。しかし絶対に継続できない。継続すれば、確実に健康を害するであろう。

このダイエットは、食事のとき、グレープフルーツをたくさん食べる。そして炭水化物（パン、スパゲッティ、甘いもの）は食べてはいけない。しかしこれ以外なら、「肉類はいくら食べてもよい」。

宣伝文句には、「パーティ前に三キロほど落とし、一キロ増やして出席すると、肌に張りがでて美しい」などと書かれていた。

実行すると、最初は本当に体重がすっと落ちる。しかし数日すると、何とも言えぬ不快感が体中に満ちてくる。まともな人間であれば、とても耐えられない。一緒にこのダイエットを行った家内も、まったく同様に感じた。

最近も、食べるダイエットが喧伝されている。それらは薬品を用いるか、偏《かたよ》った食べ物を摂《と》る点で、共通しているように思う。たぶん、短期間に数キロ、体重を落とすことはできるであろう。しかし十キロ、十五キロの減量は、できないはずである。

仮に、意志の力で強引にこれを継続すれば、健康を損なうことは確実である。健康を維持するには、できるだけ多くの種類を、万遍《まんべん》なく食べる。これは常識である。薬に頼ったり、偏った食べ物だけを摂るのは、健康法の大原則に反する。

痩《や》せるには苦痛が伴う

私の経験では、標準体重を十五パーセントくらい超えると、コレステロールや肝臓の数値が大きく乱れる。標準体重六十五キロの人が七十五キロになると、大きく乱れる。

この人が正常に回復するには、十キロ減量しなければならない。三キロならともかく、偏った食事で十キロ減らすのは危険である。絶対にしないことを勧める。もっとも、してみれば、無理なことはすぐ自覚できるはずだが。

この本を執筆中、二〇〇二年二月八日号の「週刊朝日」に、「低インシュリンダイエット理論に落とし穴!? 専門医らが指摘する医学的非常識」という記事が現れた。記事の最後は、日本糖尿病学会会長である河盛隆造《かわもりりゅうぞう》順天堂大学医学部教授の次の言葉で結ばれている。まさに至言《しげん》と思う。

「これだけ科学が発達している時代に、聡明《そうめい》な日本人がそういう都合のいい理論にまどわされていることに驚きます。そんな巧《うま》い話はない。バランスのとれた食事を適正エネルギーだけ摂取することと運動の励行《れいこう》、それしかあり得ないのです」

もう一例、これは二〇〇一年十二月十八日付の「毎日新聞」企画特集「毎日健康フォーラム21」からの引用である。ここで国際医療福祉大学大学院の佐々木淳《ささきじゅん》教授は、次のように述べている。

「医師として患者さんに『苦痛もなしに痩せたり、病気が治ることはない』と言いたい。生活習慣を変えるには苦痛が伴うことを理解していただきたい」

これも正鵠《せいこく》を射ている。先ほど私は、医者にひどいことを言った。心から反省しなければならない。

実に見事な食事例

同じ「毎日健康フォーラム21」の欄《らん》には、次の記事がある。これは料理研究家田口成子《たぐちせいこ》氏の「野菜中心の食事を」からの抜粋《ばっすい》である。これは正鵠を射た食事の例である。

「私たちは普通一日に一六〇〇〜一八〇〇キロカロリーを消費します。

食事は通常一日三回。例えば、主食は朝食に六枚切りのパン一枚、お昼におうどん、夜にご飯を一ぜん半。淡色野菜を三〇〇グラム。レタスなら半個、レンコンは一節、大根は四分の一。それから緑黄色野菜が一〇〇グラム。人参なら三分の二本。カボチャ一〇〇グラム。卵が一個、ジャガイモとかサツマイモとかも大事なので、ジャガイモでしたら二分の一個から一個。できたら、いろいろな野菜を少しずつ摂りたいですね。果物はだいたい一個。それに牛乳、油分は大さじ一〜二杯。これがだいたい一六〇〇キロカロリー。

お魚とお肉を忘れてました。いずれも八〇〜一〇〇グラム。シャケなら一切れ。これにアルコールをちょっと、あるいは甘いものを食べる。それが一日の分量です。どうですか、皆さん食べすぎてませんか」

僭越《せんえつ》ながら、実に見事な食事の例であると思う。ただしこれは、減量完了後に摂るべき食事である。

「満腹感」こそ重要

減量中は、これより少なくとも四〇〇キロカロリー程度少なくしたほうがよい。そうでないと減量の効果が目に見えず、実感できない。実感できないと、減量の技量が上達しない。減量の最大の秘密は、「少量の食事を長期間食べ続けるソフト」なのである。私の方法は、一日一度にまとめて食べる。太る人は、一般に食い意地が張っている。一度にまとめたほうが長続きする。

なぜか。食事を一度にすると、胃が小さくなる。このため、毎日腹いっぱい食べられる。この満腹感こそ、減量を継続する極めて重要な要素の一つなのである。

そして修業を積むと、そのとき初めて、少量を分けて食べられるようになる。しかしそれは、かなり先の段階である。

本稿執筆時、私は減量を継続中である。摂取量は一二〇〇キロカロリー前後で、酒は缶ビール一本（三五〇cc）程度を飲む。夜の主食は、ご飯が半膳《はんぜん》程度（おじやで一杯）で、卵、魚、肉類は田口氏のメニューより少ない。

それで我慢できるかって？　もちろん、できる。この本が出版されたのがその証拠である。

天井《てんじょう》がゆがんで見える

ここで我が減量法について説明すべきなのだが、もう一言だけ、付け加えさせてほしい。それは、減量における「苦痛」についてである。

私の減量法にも、もちろん苦痛は存在する。すぐに慣れる（苦痛でなくなる）が、初心者は、最初の数日は、天井がゆがんで見えるはずである。そこを通過すると、体のほうが余った脂肪を燃焼させることを覚え、減量を楽しめるようになる。

そして最後に、世の中が光り輝いて見えるようになる。そして、ひとたびこの「素晴らしい世界」「健康であることを満喫できる爽快《そうかい》な世界」を体験すると、以後何度でも、減量を楽しめるようになる。

しかしとにかく、十キロを超える減量を行うには、少なくともある程度の苦痛は伴う。これは覚悟しなければならない。それは人間の体に、生物として、その種の仕組みが組み込まれているからである。

医学者でない私に、なぜそのようなことがわかるか。逆のことを考えればよい。すなわち、仮に苦痛なく十キロ痩せることができるようなら、人類は滅んでしまう。体重は、そう簡単には減らないようになっている。

減量には、必ず苦痛が伴う。それは人類が生物として生き延びてきた仕組みの一つである。それはまた、人が健康に生きていることの証明でもある。

もし「楽に減量できる」というキャッチ・コピーがあったら、まず安全性を疑わなければならない。

氷河期を生き延びた遺伝子

私は東京大学定年後、日本学術振興会に勤務した。ここには日本中の超一流の先生方が集う。そのため、時に際立って興味深い話を耳にした。

そのなかで当時話題になった一つに、次のようなものがあった。発言者は当時の京都大学学長、井村裕夫《いむらひろお》教授である。先生は私の見るところ、日本生命科学会では序列一位である。

「人類は何度も氷河期を生き延びた。その際生き延びるうえで優秀かつ強靭《きょうじん》であった種族の遺伝子を受け継いでいる人々は、現代では糖尿病になる」

減量を必要とする人も、特殊な遺伝子を受け継いでいるように思う。先日私は、孫と近くのスーパーに行った。孫は、試食品の薩摩揚《さつまあ》げを、両手に握って——将棋《しょうぎ》の駒《こま》をつかむように握り——食べた。気の毒にこの二歳半の孫は、我が遺伝子を受け継いでいる。

ちなみに私は、スーパーでは「つまみ食い」はしない。しかし私は、三越本店の食品売り場ではする。三越本店とスーパーでは、試食品に天と地ほどの差がある。

死ぬほど食べたい、飲みたい

一流デパートの食品売り場では、高価で真に美味《おい》しい食品が試食できる。後に述べるが、減量の技量が進むと、美味しいものを少量多種食べることが無上の喜びとなる。高級店での試食は、その機会を提供する。

しかし家内が反論する。

「『美味しいものを少し食べる』って、それが好きなのは、あなただけじゃないの。誰だって、そんなの好きじゃない」

しかし女房よ。どうか、耳の穴をかっぽじって、よく聞け。

減量が必要な人は、特殊な人たちなのである。家内のように小食で、菜食が中心で、健康診断でチェックにかからない人は、減量などする必要がないのである。

減量が必要な人は、私のように、食べても食べても、さらに食べたい人なのである。あるいは、ぶっ倒れるまで、死ぬほど飲みたい人なのである。常に食べることと、飲むことを考えている人なのである。

そのような人たちに、少量の美味しいものを、たくさん食べた気にさせる。健康を害することなく、十キロ以上痩《や》せさせる。

そして何よりも、減量を長続きさせる。それを工夫するのが、減量法なのである。

訓練すれば年とともに上達する

私の減量法は、リバウンド（減量後の体重増加）を許容する。このことは第三章で述べるが、食べる、飲む楽しみなくして、なにが減量かと言いたい。

無理に食べることはない。しかし、いつでも食べ、かつ飲める。この余裕こそ重要である。

この減量法を不肖《ふしょう》私は、過去三十五年間実践してきた。そのなかには誤りもあった。それについては、もちろん後にありのままに書く（第三章）。

そして六十五歳の定年から六ヵ月のあいだに、私は標準体重を十五パーセント（十キロ）オーバーした。そしてそれに続く三ヵ月のあいだに、十二キロ以上減量して、健康体に戻った。この経緯も、ありのままに書く（第六章）。

私の減量法は、訓練すれば、年とともに上達する。長く続けることによって、少しずつ新しい世界が開ける。それは、私が長く続けてきた武道に通じる。「減量道」と名づけた所以《ゆえん》である。

私は、訳あって（第四章で説明する）、下手だが、武道を続けてきた。こちらは減量経験より長い。この本に「修業」だの「技量」だの現れるのは、そのためである。

減量道の技量の基準として、私の独断に基づく段位も用意されている。それについては、後に改めて説明する（第六章）。

一日一回「腹いっぱい」食べる

そろそろ我が減量法を、整理して書くべきときである。要約すればそれは、「バランスのとれた一四〇〇キロカロリー程度の食事を一日に一度摂る」ことに尽きる。

ただし修業を積めば、現在の私のように、分けて食べられるようになる。しかし初心者には、これは無理である。最初は一日一回の食事を、強く勧める。

食べる量は、「腹いっぱい」でよい。これは、胃が一日一食で、小さくなっているためである。ただし正確なカロリー計算ができれば、さらによい。計算法は、後に実践法を説明するときに示す（第六章）。

以下に示すのは、私が一九九四年十月二十四日付の「東京新聞」夕刊に書いた、我が減量法に関する要約である。タイトルは、「減量の極意」。当時私は、「放射線」というコラムを、週に一度書いていた。

新聞のコラムは、字数に制限がある。必ずしも細部までは書けない。まずコラムの拙文《せつぶん》を示し、その後に解説を加えることにする。

世の中が光り輝く

「やせようと思えば食べなければよい。減量の原理は簡単で、エネルギー保存則である。食べなければ確実にやせる。

よく言われることだが、食事は三度に分けた方がよいという。これは誤りだと思う。例えば一日一四〇〇キロカロリーに制限し、三度に分ければハンバーガー一個とフライド・ポテトぐらいである。太る人は本来食欲旺盛で、この程度で我慢できるはずがない。

食欲旺盛な人のための確実な減量法を伝授しよう。私はかつてこの方法で、三ヵ月で一五キロ減量したことがある。朝と昼、食事をやめるのだ。これを実行すると胃袋も小さくなる。夜に腹いっぱい食べても、一四〇〇キロカロリーぐらいしか入らない。確実に減量できる。

食欲旺盛の人は食い意地が張っている。それを精神的に満たすことが必要である。成人病専門医のいう三度に分ける方法は、とても長続きしない。医者は自分で実験しているのであろうか。

私の方法は最初に少し訓練がいる。三日目くらいから無茶苦茶に食べたくなる。多分天《てん》井《じょう》がゆがんで見えるはずだ。ここを通過すれば大丈夫である。そうすると体重が減り始め、毎日が爽快な気分になる。

全く食べないと危険だが、一日一回食べていれば大丈夫。医者はビタミンが不足するなどというが、これも真実でない。

こういう状態でマーケットに行くと、何が食べたいのかすぐわかる。それが不足している食品である。人間は実に優れた制御系《せいぎょけい》で、足りない物は自分で補給するように作られている。

こうして太めの人が一〇キロから一五キロ体重を減らすと、世の中が光り輝いて見える。目の前に塀《へい》があれば、軽々と飛び越えられる気分になる。この『爽快かつ幸せな気分』を知ることこそ、減量の極意である。

多くの人は減量は苦しみだと考える。そう思っている限り減量はまず成功しない」

脂肪燃焼の癖《くせ》をつけ、楽しむ

私の方法に対する最大の批判は、「一日一回で大丈夫か」というものである。大丈夫である。

少しすれば、体のほうが脂肪を燃焼させる術《すべ》を覚える。食事しない分を、蓄積したエネルギーが補ってくれる。それを体がはじめるまでが苦しい。その初期に、とくに慣れないうちは、天井がゆがんで見える。

慣れると、脂肪の燃焼を（私はそう考えているが）自覚できるようになる。典型的には、たとえばオフィスで仕事をしているとき、非常に眠くなる。しばしば、数分間、熟睡《じゅくすい》の居眠りをする（この期間、運転者は注意されよ）。その後、排尿すると、色が通常より濃くなる。

脂肪が燃焼すると、その脂肪分と結合していた水分が、不要になって排出される。これは素人《しろうと》の推測だが、たぶん間違いないと思う。後に述べるが、体重計はこの変化を計測できるほどには精度がない。

しかし、それでも注意深く、時間を横軸にとった座標に体重をプロットすれば、体重は階段状に変化するのがわかる（第六章一六三ページ）。

もちろん呼吸や発汗まで含めれば、連続的に変化している。しかし体重計で測れるのは、小さな階段状の変化である。この継続が減量である。

かくして、朝食や昼食で補充されるべきエネルギーは、脂肪分の燃焼で補われる。余分な体重を有している限り、大丈夫である。

体が脂肪燃焼という慣れない作業を開始するまでが、少し苦しいのである。慣れると、その自覚症状を楽しめるようになる。

必ずしも「三食」必要はない

「一日一食」について、「消化力が強くなって太る」とか「体が脂肪をため込んで太る」などという説がある。これも誤解である。

減量には、エネルギー保存則が基本的に成り立つ。摂ったエネルギーと消費するエネルギーの差が、燃焼した脂肪分の減少となる。後の実験データが、このことを明確に示す。

反論しにくいのは、次の言葉である。すなわち、「三食きちんと食べる。これは健康のもとである」。これはラジオ、テレビの健康番組などによく現れる。

私は決して、それを否定するものではない。成長期の子どもにとって、三食の重要性はよく理解している。

また右の言葉は、大人にとっても、標準体重以下の健康な人には、たぶん正しい。三食の摂取量が適切であれば、たぶん正しい。

しかし、肥満の人には、必ずしも正しくない。健康診断でコレステロールや肝機能の異常を指摘された人は、すでに「健康ではない人」なのである。

この人たちにとっては、むしろ三食食べないほうが、健康に近づける。このことを理解し、自覚することは、減量にとって極めて重要と思う。

ともかく、脂肪を燃焼させないと、体重は減少しない。体に脂肪を燃焼させる「癖」を早く覚え込ませるためにも、一日一食のほうが有効と私は考える。

考え方が積極的、攻撃的に

「体力が落ちてしまうのではないか」という批判もある。この点も、大丈夫である。余分の脂肪がある限り大丈夫、保証する。

最初は、もちろん疲れる。たとえば、空手の練習に行き、ノルマを消化するとき、途中で疲れを感じる。あるいは急坂を登るとき、後半に腿《もも》が重くなる。初期には、このようなことが起きる。

しかし減量が進むと、いつの間にか、そのようなことを忘れている自分に気づく。それは、エネルギーの不足を脂肪燃焼が補う過程が、スムーズに機能しはじめたことによる。私はそう推測している。

客観的には、減量によって体力は落ちている。それは、たとえば十キロを走る時間を記録すると、わかる。多く食べて走ると、タイムは改善される。

しかし実行すればわかるが、減量時、体力が落ちたと感じることは、少ない。少なくとも、体が弱っているという感じにはならない。たぶん気力の充実が、体力低下を凌駕《りょうが》しているためと思う。

なぜ、気力が充実するか。減量で、体の諸機能が活性化されるためではないか。同時に、生存のための本能が活性化され、考え方が積極的、攻撃的になるためではないか。

私は講演に行くとき、減量して行く。重要な講演では、減量の度合いを激しくする。これによって、聴衆に気後れすることがなくなる。

以前、坂井《さかい》三郎《さぶろう》氏が同じことをしているのを知り、驚いた記憶がある。氏は、第二次大戦を生き延びた不世出の名パイロットである。氏は際立った講演の名手であった。その坂井氏は、「講演には三日間減量して行きます」と話した。

体の抵抗力は明らかに増す

減量が体力を増す例として、次のことを書いておきたい。

冬、風邪が流行すると、テレビやラジオから盛んに、「栄養を充分摂れ」という声が流れる。あえて言う。私は、あれもおかしいのではないか、と思っている。むしろ逆ではないか。

私も風邪はひく。しかし、長いあいだ繰り返し減量を行ってきたが、減量中に風邪をひいた記憶はない。むしろ、たらふく食べているときのほうが風邪をひく。

減量によって、体の抵抗力は明らかに増す。私は友人諸氏には、「体が飢《う》えていて、ビールスを食ってしまうのだ」と説明している。彼らは信じないが、これは本当である。

減量というと、皆一様に、「体力の減少」を危惧《きぐ》する。まったく逆である。体には力がみなぎる。余分の脂肪がついている限り、大丈夫である。

ここが生物の「凄《すご》いところ」である。動物、植物の遺伝子には、危機に備えて、各種の仕組みが用意されている。味覚が鋭敏になること、考え方が積極的、攻撃的になること、体の抵抗力が増加することなど、皆この種の仕組みが作動する結果と思う。

厳しい減量を実行すれば、自分が生物であることを実感できる。それは健康な爽快感を介し、心身ともに「ふてぶてしい自信」を生む。試してみれば、すぐにわかる。

朝のフルーツは逆効果

食事を一日一回に限るのには、実はもう一つ切実な理由がある。朝何か食べると、たとえそれがリンゴ半分であっても、体が三食食べるリズムで活動を開始する。これが昼食時の空腹感を倍増させる。

たとえば朝何も食べなかった場合と、リンゴ半分でも食べた場合を比較すると、後者のほうが、昼の空腹感は圧倒的に強くなる。少なくとも、減量が必要な大食いの私には、そうなる。

それよりは、朝何も食べないほうが、遥かに楽である。「寝た子を起こす」という言葉があるが、朝のフルーツは、リンゴ半分、ミカン半分であっても、寝た胃袋を起こしてしまう。

それよりは、何も食べないほうがよい。最初は少し苦しいが、長期には、このほうが遥かに楽である。そしてこのほうが、体が脂肪を燃焼させることに、より早く慣れる。

多くの減量のメニューに、朝はフルーツとか、昼はパン一枚とか、書かれている。あれは、正しくないと思う。少なくとも、自ら実践している人の言葉ではない。

誤解のないように付け加える。減量が完了したあと、朝フルーツを摂り、昼にパン一枚を食べる。これは極めて合理的である。決して反対しない。正しい食事である。

しかし、これから十キロ、十五キロ減量しようとする人に、朝のフルーツや昼のパン一枚は、絶対に勧めない。それは苦痛を増すことであって、減量の足しにはならない。

自ら実験してみて、このことは確信を持って言えることである。

ビールと水の差

一日一食にすると、胃袋は収縮する。夜、腹いっぱい食べようとしても、すぐ満腹になる。ただし、感覚を研《と》ぎすまし、ここでやめなければならない。食べれば、胃袋は伸びる。この節度は重要である。

そして、「食べたいものを食べる」。ここも重要である。私の方法に対する批判者の最後の攻撃も、この点に向けられる。「それで本当に大丈夫か」

もちろん、大丈夫である。ただし、真面目に減量しようとする心構えは必要である。その点を少し解説したい。

まず、自分でスーパーに行く。この習慣を、強く勧める。食べたいものは、行かなくてもわかる。しかし、自ら足を運び、自分の感覚を鍛《きた》えることを、強く勧める。読者が私の方法を実践してスーパーに行くと、まずピーナッツが食べたいと思うはずである。ピーナッツは極めて高カロリーの、その意味では優れた食品である。

人体は優れた制御系である。よって、まずそういうものを食べたいと思わせる。そして減量者は、それを排除する自制心を持つことも要求される。

同様に、ケーキ、バター、チーズ、クリーム、等々に誘惑を感じる。それらを食べてもよい。しかし、ある程度の自制心を持つことは、何にもまして重要である。

重要なのは、普段食べなくて、あるいは嫌いで食べないもののなかで、食べたいものを探すことである。

これは自然に気づくから、あまり気にしなくてよい。しかし、感覚を鍛えるに越したことはない。

私の場合だと、昆布《こんぶ》、若布《わかめ》、目刺《めざ》しなどがこれに当たる。普段は食べないが、減量時は食べたくなる。また蕎麦《そば》に入れる葱《ねぎ》が、無茶苦茶に美味しくなることもある。

繰り返すが、人体は優れた制御系である。必要なものは、意識しなくても、スーパーに行けば自然に気づく。しかし、必要なものを探す努力は、積極的にしたほうがよい。

スポーツのあと、ビールの旨《うま》さは万人の認めるところである。しかし、激しい運動をし、稽古《けいこ》着の汗がバケツで水を打ったような状態のとき、家に帰って欲しいのはビールではない。単純な水である。

このビールより水を欲する「心の差」を、意識されるとよい。すると、真に食べたいものの発見が容易になる。ここは、減量道の奥義《おうぎ》の一つと言っておく。

「爽快な感じ」は不変のもの

減量が終わったあと、世の中が光り輝いて見える。これは本当である。少なくとも、あのコラムを書いたころ、私は何度もこの感覚を楽しんだ。

しかし、正直に書くと、現在この感覚は薄れている。私は減量を繰り返しすぎて、慣れてしまったのかもしれない。

この本を書いていて感じることだが、人の考えは、年齢とともに変わるのだと思う。

たとえば私は、ずっと飛行機の仕事をしたいと思ってきた。しかしその内容は、パイロット、設計者、研究者と変化し、いまは書くことに楽しみを見出している。

健康法についても、同様と思う。いまの私は、十二キロの減量を通過した時点でいえば、充実感のほうが――世の中が輝く感じより――強い。

同時に、物事に対する積極的な心構えは、以前より強化されていると感じる。昔は、あまりそういうことを意識しなかった。いまは攻撃的精神、あるいは「ふてぶてしい自信」のようなものを、強く感じる。それに支えられて、この本を書いている。

しかし、いろいろな変化を差し引いても、この何ものにも代えがたい「爽快な感じ」だけは、不変なものである。

食べ物が美味しくなる

我が減量法について、年齢とともに変わった部分がもう一つある。それは食べ物の美味しさを、より強く実感できるようになったことである。

減量に伴う楽しみの一つは、食べ物が美味しくなることである。減量が十キロを超えてから食べるピーナッツ一粒は、想像を超える美味しさがある。こういう体験ができるのも、減量の醍醐味《だいごみ》の一つである。

それを組織的かつ系統的に行う方法がある。高級デパートの食品売り場における試食である。この楽しみに気づいたのは、六十一歳前後である。

私はこの楽しみを、すでに長く実行している。しかし本にまで書く気になったのは、今回の減量が契機になっている。ここは私の減量法の最新の成果、あるいは我が減量道の進化した部分といえる。

試食の勧め

以下に示すのは、高級デパートの食品売り場における「試食の勧め」である。その効果は、少なくとも二つある。

第一に、「美味しいものがこんなにたくさんあったか」ということを知ることができる。これは、味覚の世界を広げ、減量の楽しさを増す。

第二に、「少量のものを美味しく食べる訓練」になる。味の豊かさは、少量の試食によってのみ実感できる。

では、なぜ高級デパートでなければならないか。理由は、高級デパートには、高級品が揃《そろ》っているからである。必ずしもすべてとは言わないが、時の試練を経た高級品が揃っている。しかも売り手側に、味に対する自信と誇《ほこ》りが備わっている。

減量によって、味覚は非常に鋭敏《えいびん》になっている。したがって、何を食べても美味しい。そして減量道に熟達《じゅくたつ》すると、真に美味しいものと普通に美味しいものとのあいだに、天と地ほどの差があることが識別《しきべつ》できる。

一例をあげよう。一般にデパートで試食できる食品の典型的な一つは、薩摩揚《さつまあ》げである。しかし、たとえば月揚庵の薩摩揚げの味がわかるようになると、スーパーの薩摩揚げは、空腹時でも手をださないようになる。

試食に目覚めたきっかけ

私がデパートの試食に目覚めたきっかけについて記しておきたい。

大学定年後のある週末、夫婦で銀座松屋の地下食品売り場にいた。そのとき中年の婦人が、魚屋で塩鮭《しおざけ》のかまを買った。非常に服の趣味のよい人で、だから私は注目していた。

当時私は、かまを知らなかった。しかし、この人の買い方が颯爽《さっそう》としていた。かまだけを買いに来たことは、明らかであった。私も、同じものを注文した。そして、「ありません」と言われた。

かまは、魚の鰓《えら》に接した腹部の最先端で、胸びれのついている部分である。脂《あぶら》の一番のっているところで、美味しい。一匹の魚から二片しか取れない。二片を一パックにしたものは、美味しいところは二千円前後する。

一週間後、同じ魚屋に今度は真っ先に行き、手に入れた。たまたま愚息《ぐそく》二人が家を離れていた時期で——家内の料理が単純化する——かまだけの夕食が三日ほど続いた。よいかまは、そのくらい美味しい。

この一件以来、私はデパートの食品に興味を持つようになった。最初は、とくに魚に興味を持った。そして三越本店の干物《ひもの》専門店、光和水産で、干物を買うようになった。

同時に、ここの店長から、干物に関するコーチを受けた。そして同じ鯵《あじ》の開きでも、高級店と一般のスーパーでは、味に(同時に値段にも)大きな違いのあることを知った。

また隣の鮭の専門店、二幸の店長から、かまについて、詳しいコーチを受けた。そして鮭にも多くの種類があり、季節により、味と値段に多大多様な違いのあることを知った。

以後、興味は薩摩揚げ、煎餅《せんべい》、だんごなどに広がり、いつの間にか食品全体に広がった。

高級店の誇り

なぜ高級デパートの試食か。家内は、単に「食い意地が張っている」からだという。それも、確かに一理ある。しかし、少し違う。

拙宅《せったく》に近く、交通の要衝《ようしょう》である駅の地下に、立派で広い食品売り場がある。面積は大きく、試食品も揃っている。しかし、一度行っただけで、行かない。なぜか。

それは、美味しくないからである。同時に、行く気にさせない何かがある。たぶん、テナントに——すべての店とはいわないが——味に対する誇りが欠けているからではないかと思う。

私が三越本店まで行くのは、真に美味しいものを、少しだけ食べる欲求を満たすためである。そこは、「美味しいものを少しだけ食べる」という点で、減量者と波長が合う。同時に、売り手側の誇りを感じる。これが、減量者の誇りと共鳴《きょうめい》するのではないかと思う。

さらに、ここにはいろいろなものを試食する機会がある。決して、どれもこれも試食するわけではない。たくさんの贅沢品《ぜいたくひん》のなかから、その日の気分にあったものだけを試す。それは、たぶん体の必要とするものである。ここも、減量道の原理に適《かな》う。

そして、結果として、食べるものすべてが、実に美味しい。減量道の楽しみを満喫《まんきつ》でき、幸せな気分になれる。

このようにデパート食品売り場での試食は、デパートが高級品を揃えた店であるほど、減量道の主旨《しゅし》と合う。

減量道初段位相当の方に

私の利用するデパートは、銀座から日本橋にかけて、ごく限られた数のものである。そして駐車場の便利さから、いつの間にか、私は日本橋三越本店を多用するようになった。

そして私の限られた経験では、三越本店の地下食品売り場——食賓館——が、試食できる品物の数において多かった。このため、ここで試食することが多くなった。

一度など愚息に、我がフランス料理風フルコースを示したことがあるくらいである。愚息は、「うん、なかなかなものだ」と、敬意を表した。

ただし洋式のフルコースに挑《いど》むには、メイン・ディッシュの肉類を選ぶのに、若干工夫《じゃっかんくふう》が必要である。肉類は、通常、催《もよお》し物売り場から選ぶことが必要になる。

一般にデパートの食品売り場は、常設テナントの店と、一週間程度続く催し物——たとえば○○県特産——の出店からなっている。そして蛋白質類《たんぱくしつ》は、通常は、後者のほうが豊富である。

以下に、我が経験に基づく絶品数点を、ご紹介したい。これは二〇〇一年十月から二〇〇二年三月にかけて、三越本店食賓館における常設店での試食体験に基づく。

ただし「食賓館」には、約二百のテナントが入っている。当時試食できる店は、二十八店であった。そのなかから私の個人的趣向に基づいて、極上の数点を選ばせていただいた。

ここに示すのは、甘いとかしょっぱいとか、味が比較的明瞭《めいりょう》な食品の例である。減量道の初段位相当の方が賞味するにふさわしい食品である。

なお段位の定義と、さらに高段位の方にふさわしい食品は、後に第六章に示す。

初段用の試食

荻月「花ふきよせ」、焼き菓子の絶品である。二センチほどの薄い円形を二つ折りにした、焼き菓子である。軽く、甘さも控えめ、カラフルな淡《あわ》い色が目を楽しませる。食べだすと、止めるのがむずかしい。ここはピーナッツに似ている。ただしカロリーは、ピーナッツに比べれば、無視できるほどに小さい。夕食後、満腹感が満たされないとき、私はこれを、ゆっくりと一つずつ食べる。

浅くさ中村屋「おこげ煎餅《せんべい》」、こんがりしていて、香《こう》ばしい。醬油《しょうゆ》味で歯ごたえもよい。個人的には、煎餅の一位がこの「おこげ煎餅」、二位が次に記す赤坂柿山の醬油味の「揚《あ》げ餅《もち》」である。ただし「揚げ餅」の美味しさも格別である。この順位には物言いがつくであろう。「おこげ煎餅」は、うるち米（炊《た》いたとき、もち米のような粘《ねば》りけを持たない、普通の米）を蒸して、叩《たた》いてつぶし、揚げてつくる。普通の煎餅は、うるち米を粉にして焼いてつくる。私は減量時、「おこげ煎餅」を半分に割って、半分だけ食べる。これができれば、ほぼ減量道二段である。

赤坂柿山「揚げ餅」、かつて、「週刊読売」誌上だったと思う。どなたかがこの店の「揚げ餅」を紹介され、以後虜《とりこ》になった。赤坂柿山の「揚げ餅」は、「醬油味」と「塩味」の二種類がある。味と舌触《したざわ》りが素晴らしい。しかし、それだけではない。小柄な形と色に、気品が備わっている。非常に品格を感じさせるおかきである。

月揚庵「さつまあげ」、たいへん素直な味の薩摩揚げである。家内によれば、「油くささがない」「口あたりが滑《なめ》らかで、味がよい」。月揚庵の「さつまあげ」は、実はこの本の執筆がはじまる前から、拙宅《せったく》ではファンであった。拙宅では、これでおでんをつくり、愛用していた。しかし店の人は、「そのまま食べよ」と強く勧める。味に自信のある証拠である。月揚庵の「さつまあげ」は、鱈《たら》とエソのすり身が基本である。鱈とエソのすり身だけのものが「上揚げ」である。これに野菜、椎茸《しいたけ》、レンコンを加えたものなど、都合十四種類ある。

ふるや古賀音庵「だんご」、三越本店の食品売り場の客の一割くらいは、この店の「だんご」を食べにくるのではないか。そう思えるほど、ここで試食する客が多い。おばさんがサッと二種類食べていく。そんなシーンをよく見かける。私など気圧《けお》されて、遠くから眺《なが》めることが多い。五種類ほどが、常時試食できる。「ごま」「餡《あん》」「醤油（みたらし）」「黄粉《きなこ》」をまぶしたもの、季節限定品として「桜餡《さくらあん》」のだんごなどがある。いずれも絶品である。パンフレットに「風味をもって美味をなす」とあるが、その名に恥じない。

豆夢楽「大福《だいふく》」、最高の大福である。売り場の一角で餅《もち》をつき、餡を詰めてつくっている。三越本店にある甘いもののなかでは、自信を持って第一位に推す。豆夢楽の大福は、十勝《とかち》産の小豆《あずき》を使っている。餅に、「黒豆」「よもぎ」「赤えんどう豆」が入っているものと、餡のなかに「栗」が入っているものの四種類がある。「栗」と「赤えんどう豆」は漉《こ》し餡、「黒豆」と「よもぎ」は粒《つぶ》餡である。それぞれに豆の味が生きている。豆夢楽で試食し、デパートをかえて大福を試食されるとよい。淡泊《たんぱく》と淡泊でない味の差を実感できる。

体重オーバーの方へ

減量道を志す者にとって悔しいのは、一般に大福のカロリーが、二点（一点八〇キロカロリー、一六八ページ参照）に計算されることである。減量の初期には、豆夢楽の大福といえども、私のデザートは四分の一切れである。これが実にミカン一個分のカロリーに相当する。

豆夢楽の前で立ち止まり、じっと大福を見つめて通りすぎる。高い志を持てば、これができる。これは減量道二段。

さて、改めて読者にお尋ねする。あなたは体重がオーバーしてますか。

もしあなたが体重オーバーで悩んでおられるなら、私の方法を試みることを勧める。

少なくとも減量開始一週間程度で、爽快感を感じるようになるであろう。

それはこの本の冒頭に記したように、厚切りトーストの一かけらを、天にも昇る味に感じるときからはじまる。

そしてその後に、もし減量を継続すれば、さらに無上の世界が開ける。

あるいは、ふてぶてしい自信が持てるようになる。

そしてさらに、超高級品を、節度を持って、賞味できるようになる。

第三章　リバウンドも減量の楽しみ

繰り返してこそ減量

禁煙については、次のようなジョークがある。

「禁煙なんて簡単だ。私は何十回も繰り返している」

私はタバコは吸わない。したがって禁煙については語る資格はない。しかし喫煙者にとって、禁煙は辛《つら》いのだと思う。とくに喫煙の害が定着した昨今、「禁煙は続けるべし」という雰囲気がある。

ここは、私の減量法とは決定的に違う。減量は何度繰り返してもよいのである。多くの減量談で、リバウンド（減量後の体重増加）に失望し、元の体重に戻ってしまうことが語られる。これは、真の減量法を知らない者の泣き言である。

私に言わせれば、話はまったく逆である。リバウンドも減量の楽しみの一つである。食べたければ、食べればよい。減量法さえマスターしておけば、体重はいつでも減らせる。その確信があれば、いつでも食べられる。

この余裕こそが、減量を長続きさせる。

減量のときだって食べて飲む

そもそも減量が必要な人には、本来「がつがつ」食べる人が多い。少なくとも私は、その一人である。食べて飲むことこそ、人生の楽しみの一つと考えている。そういう人間から、一生食べる楽しみを奪うような食習慣は、決して定着しない。

減量とは、「大いに飲みかつ食べる楽しみと一体である」と理解していただいてよい。

これを書いているいまでさえ、私は時々大酒を飲む。缶ビールを空《あ》け、ウィスキーの水割りを立て続けに三杯飲むようなことをする。あるいは、家内が作った餃子《ギョーザ》を、最大限ラー油を効かせて腹いっぱい詰め込む。

こういう楽しみがないと、減量は長続きしない。この楽しみには、リバウンドが含まれる。このことを、まず肝《きも》に銘《めい》じていただきたい。

実践すればすぐわかることだが、減量は、それ自体楽しい。背広を着たとき、胸のボタンが留められる。このとき、ネクタイが胃を圧迫しない。歩いていて、ネクタイが胃の左右にずれることがない。それだけで、誇らしい気分になれる。

同時に心には、「いつでも食べられる」という余裕が生まれる。「あいつと今夜、死ぬほど飲んでもいいな」と思うゆとりが生じる。それは、体重が増えることを恐れなくなるからである。

「減量なんて簡単だ。私は何十回も繰り返している」

「リバウンドなんて簡単だ。私は何十回も繰り返している」

私の減量法に関する限り、このどちらも正しいのである。

三十組の仲人《なこうど》でモーニングを

この増えたり減ったりする減量法を修得するに至った経緯を、まず書いておきたい。それは私ども夫婦が、私が四十四歳から五十五歳になるまでのあいだに、三十組ほどの仲《なこ》人《うど》をさせられたことと深くかかわっている。

最初の仲人を頼まれたとき、礼服を作る必要に迫られた。そこで七歳年上の先輩に、意見を求めた。彼は、羽織袴《はおりはかま》を勧めた。「いくら太っても大丈夫だ」

この先輩は、私が新入社員のころ、長身細身の方であった。運動はバレーボールをよくした。しかし米国留学から帰国したとき、巨漢《きょかん》に変身していた。私が仲人を頼まれたときは、同じ東京大学で教授の職にあった。

先輩の言を聞いたとき、私はモーニングコートを作ることに決めた。その一着を、定年まで使うつもりであった。事実そうした。本稿執筆時、試しに着てみた。ぴちぴちだが、まだ着ることができた。

三十組の仲人は、当時の同僚諸氏と比べると、平均より少し多いかもしれない。それには理由がある。上司だった教授が、定年直後に亡くなったためである。上司の学生の分まで仲人を頼まれ、その数が増えた。

漸増漸減《ぜんぞうぜんげん》を認めること

最初に仲人を頼まれたとき、私は四十四歳で、もっとも激しく運動していた。この事情は、後に記す（第四章）。当時、上司との人間関係がうまくいかず、フラストレーションを空手の道場で発散させていた。

空手は、最初は年間三百日ほど道場に通って、三十九歳で初段を得た。二段が四十一歳、三段が四十五歳である。

そのころは、八時少し前に帰宅した。そして夕食までの一時間強、近くの道場で、かなり激しい練習をした。帰宅は、九時半過ぎであった。この時間帯に練習したのは、家内が三人の子どもの添い寝をしていたからである。

練習が終わると——練習がない日も——ビールを大瓶《おおびん》で一本飲む。続いて水割りをダブルで四杯ほど飲む。何しろ、稽古着《けいこ》がぐっしょり濡《ぬ》れるほど汗をかいたあとである。酒は実にうまい。頭がボーッとしているあいだに、翌日の仕事のメモを作る。

このあとは、肉類を中心にした大飯を食らう。ただし、客観的には、必ずしも大飯ではない。私は、通常は、常時減食している。基本的には朝、昼食べない。よって多量には入らない。しかし満腹感は充分に味わえる（減量には、この満腹感こそ重要である）。そして朝まで、死んだように眠る。

それでも、体重は少しずつ増える。私がリバウンドを恐れるなと強調するのは、このような経験に基づく。がつがつ食べる者にとって、体重を一定に保つのは、むしろむずかしい。漸増漸減《ぜんぞうぜんげん》を認めるほうが、易《やさ》しいのである。

生涯モーニングを一着ですませる

私がモーニングコートを作ったとき、我がウェストは七十九センチであった。モーニングは、それに合わせて——意図的に余裕をなくして——作られた。

一方、十年に三十組の仲人をするには、ほぼ春秋一度ずつ、このモーニングを着なければならない。私が自称「減量の大家」になった秘密は、実はここにあった。

仕事に着る背広は、モーニングほどタイトには作られていない。しかし春と秋、私はタイトに作られたモーニングを着ることを強《し》いられる。このため、そのつど、プロ・ボクサー並みの減量を強いられた。

人間、追い込まれれば、たいていのことはできる。それでも、大きな減量は数日間ではできない。下着を一切着けず——モーニングとワイシャツ、ネクタイだけで——結婚式に出たことは数え切れない。

胃《い》潰瘍《かいよう》の常習者

減量では、私は大きな失敗を、一つしている。私は、嘔吐《おうと》を、減量の補助手段として用いていた。これをはじめたきっかけは、次章に譲《ゆず》る。嘔吐は、拙宅《せったく》では「ゲー術」とよばれた。

この減量の補助手段としての嘔吐を、私は五十歳ごろ中止した。その経緯を書いておきたい。これは、私が胃《い》潰瘍《かいよう》の常習者であったこととかかわっている。まず、私の胃潰瘍歴からはじめなければならない。

私は高校生のころから、空腹時の胃痛に悩まされた。そして大学四年生のころだったと思うが、ひどい胃痛に悩まされた。眼科医であった母が心配し、東大病院で診てもらうことになった。

そのとき診てくださったのが、有名な沖中重雄《おきなかしげお》先生であった。当時はもちろん知らなかったが、先生の最終講義は、後に大きく報道された。その写真から「あれは沖中先生であった」と悟った。

沖中先生は、東京大学を退官するときの最終講義で、「内科教室の誤診率は十四パーセントである」と公表され、内外に衝撃を与えた。それは、「一般の人は（東京大学の）誤診率が高いのに驚き、専門家は低いのに驚いた」からである。

名医沖中先生を知っていただくために、三輪史朗《みわしろう》先生のことを書かせていただく。実はこの「十四パーセント」の解説をしてくださったのは、三輪史朗先生である。

三輪史朗先生は、かつて勤めた日本学術振興会の理事である。役員会では、私は先生の隣に座る光栄に浴した。当時、先生は国際血液学会の会頭であり、当時もいまも、沖中記念成人病研究所の所長兼理事長である。

私は三輪先生には心服している。三輪先生と沖中先生の関係から、沖中先生の偉大さを知ってほしい。

人生の分かれ目

沖中先生は、私をベッドに仰向《あおむ》けに寝かせた。そして胃を、何度も指で押さえた。指が下方の一ヵ所に達したとき、「重くないか」「重くないか」と何度も尋ねた。

私は、「(重く)ありません」と答えた。先生は「よしっ」と言った。それは、気合のこもった声であった。私は解放された。

実はそのとき、私は明らかに「重い」と感じていた。しかし、なぜか逆の答えをした。沖中先生には悪いが、私の勘が冴《さ》えていたのだと思う。

いまにして思うと、もしあのとき「重い」と答えていたら、私は別の人生を送っていたのではないかと思う。私は一生病人で過ごしたかもしれない、と思っている。

ただし、沖中先生の診断は正しかった。このことは、岐阜の川崎航空機(現在の川崎重工業)に入社してから知った。

生者への悔やみ

入社前の健康診断で、私の血圧は一四五であった。医者は「一四〇以上は駄目《だめ》だ」と言い、数字を一四〇に訂正した。

素人《しろうと》考えだが、私の血圧は、緊張すると上がる。医者の前では緊張し、一四〇に近い値になることが多い。

このごろ血圧は、診療所で自分でも測れる。そして自分で測ったほうが低い。

現在、私の血圧は、自分で測れば最高と最低が、それぞれ一二〇と七〇程度である。これを先生が測ると、一三五と七五程度になる。

とにかく入社時は、血圧が高かった。しかし入社後は、診療所には、胃の痛みのほうで世話になった。

そのころは、米国留学を狙《ねら》っていた。しかし英語が駄目な私は、別の方法を必死で探していた。この緊張が、胃痛につながったように思う。

そしてあるとき（入社後半年ぐらいと記憶する）、「胃カメラを飲んでみないか」と、診療所から誘いを受けた。私は喜んでオーケーした。

しかし直後に、友人の一人から、柄《がら》にもない丁重《ていちょう》な見舞いの言葉をかけられた。それは、私を何とか元気づけようというものであった。見舞いの言葉というより、「お悔やみ」に近いものに私には感じられた。

この友人は、悪友の一人であった。彼の父親は資材部長で、飛ぶ鳥を落とす勢いの人であった。悪友は父親から、胃カメラの検査のことを聞いたに違いない。

後に私は、検査を受けた人間は、私以外はがん患者であったことを知った。

胃カメラの黎明期《れいめいき》

検査は、川崎航空機（現在の川崎重工業）の敷地内にある診療所で行われた。検査の様子や立ち会った医者（らしき人物）などから、あの胃カメラは、名古屋大学が開発した初期の試作品ではなかったかと推測している。

いまでこそ胃カメラは、喉《のど》に麻《ま》酔《すい》をかけるだけで、簡単に飲むことができる。太さも親指程度である。苦痛はほとんどない。時々吐き気におそわれる程度である。

当時の胃カメラは、そんなものではなかった。黎明期《れいめいき》の胃カメラに関する、我が貴重な体験を聞いていただこう。

太さは、手首よりやや細い程度であった。その形として、ずっと後に話題になる映画「エイリアン」の、孵化《ふか》直後の姿を思い浮かべていただくとよい。先端は魚雷《ぎょらい》の頭部に似て、鈍頭をしていた。先端近くには、赤い豆電球が光っていた。これを、いっぱいに開いた口のなかに、麻酔をかけて押し込む。

私は、裸でベッドに仰向けに寝かされている。ベッドは、臀部《でんぶ》が高くなるように傾斜していた。部屋の電灯が消され、照明は器機の操作部近くの豆電球だけになった。カメラを操作する人間の顔が、闇《やみ》のなかに浮かんで見えた。

腹式呼吸法

私は、呼吸ができなかった。エイリアンの胴体を飲み込んでいて、息ができない。声も出せない。それでも必死で、「息ができない」という意味の叫びを発した。

ベッドの脇に立っていた——声で気づいた——医者が叫んだ。「しまった。呼吸の仕方を教えるのを忘れた」

ウソと思われるかもしれないが、これは本当の話である。この声は、いまでも耳に残っている。

医者は、私の腹すれすれに、手のひらを置いた。そして手のひらを上下させ、「手のひらを追うように腹を動かせ」と叫んだ。これで肺の空気を出し入れできるようになり、ずっと楽になった。後に、これが腹式呼吸であると知った。

この方法は、喉に水が詰まって呼吸ができなくなったとき、たいへん有効である。たとえば睡眠中、唾液《だえき》が喉に引っかかって、呼吸ができなくなることがある。こういうとき私は、あの腹式呼吸法を思いだす。

私は、よほど「がつがつ」食べるのだと思う。この本の執筆中（すなわち減量中）も、時時ドレッシングにむせる。私のサラダ・ドレッシングは、「ノンオイル和風ごま」である。最後の野菜を掻《か》き込むとき、しばしばドレッシングの酢でむせる。運が悪いと、一時的に呼吸ができなくなる。

こういうとき、私はあの腹式呼吸を使用する。そして手のひらを上下させた医者に、感謝する。

被験者第一号？

とにかく、あの医者のあわてぶりから見て、被験者の第一号は私ではなかったかと推測している。それはさておき、もう少し胃カメラの話を続けなければならない。

どこかで「プカプカ」という音がした。彼らは手動のポンプで、私の胃に空気を送り込みはじめた。腹が膨《ふく》らみ、相撲《すもう》取《と》りの腹のようになった。しかし連中は容赦《ようしゃ》しなかった。私の腹はパンパンに膨れ上がった。

胃カメラは、舵輪《だりん》で操作されていた。これも記憶に鮮明に焼きついている。それは、船の舵輪とそっくりであった。大きさは自動車のハンドルくらいで、半径方向に取っ手がたくさんついていた。それは、鬼の角《つの》のように見えた。

医者が「十度」とか「三十度」とか叫ぶ。操作する男が「はいっ」「はいっ」と応える。それはまさに「よーそろ」「よーそろ」と操舵《そうだ》する船員に似ていた。船員の額《ひたい》は、汗で濡れていた。

舵輪が動くたびに、「ぱしゃ」「ぱしゃ」という音が聞こえた。写真を撮っているな、と思った。そのうちに、「押せ」とか「戻せ」とかいう声が聞こえた。胃のなかを、カメラが動いていた。

医者が操作者を叱責《しっせき》した。「もっと奥だ」という声も聞こえた。何とも異様な感じがした。

私は腹部へ目を転じた。

高く、膨らんだ腹部が見えた。そのなかで、赤く光る部位が動いていた。シャッター音が断続した。連中は、我が十二指腸を撮影したのだと思う。

胃潰瘍は放っておいても治る

検査が終わった。私は、自分が冷静であったことを、医者に示したいと思った。

当時の私は、剣道に打ち込んでいた。昭和三十年代の剣道は、まだ作法に厳しかった。礼の仕方には通じていた。私は、もっとも作法にかなった立礼で、医者に謝意を伝えようと思った。

医者の一人が、部屋の隅《すみ》に座っていた。この男が、何人かいた人間のなかで、指導的立場にいた。

私はパンツ一つのまま、近づいた。そして、「ありがとうございました」と言った。同時に、相手の目を見つめたまま――これが剣道の作法である――深く腰を折った。何しろ、相手は座っている。

「ゲボーッ」。この瞬間、私の胃を膨らませていた空気が、口からほとばしりでた。奔流《ほんりゅう》は、私を見つめる医者の顔を、真っ正面から襲った。

後日、私は診療所長によびだされた。実はこの診療所長とは、懇意《こんい》であった。時々私が、胃痛を理由に、診療所のベッドで休んだからである。

当時岐阜の柳ケ瀬《やながせ》は、我が国屈指の「淫蕩《いんとう》の街」であった。夜を徹して飲んだ翌日は、私はしばしば診療所のベッドを利用した。独身寮で徹夜の仕事をしたときも、このベッドを利用した。私が被験者に入ったのには、こんな背景があったのかもしれない。

診療所長はニコニコしていた。私に、たくさんのカラー写真を見せた。そして次のように言った。

「胃潰瘍の治った跡《あと》がある。何度も胃潰瘍をやって、何度も治った跡がある」

この一言は、私を元気づけた。私はいまでも、空腹時に胃が痛むことがある。しかし、ほとんど気にしない。それは心のどこかで、「胃潰瘍は放っておいても治る」と考えているからである。

嘔吐による減量の失敗

前置きが長くなった。私が胃潰瘍の話を長々と続けたのは、我がゲー術、嘔吐によって減量を助ける方法の失敗を述べるためであった。それには、胃潰瘍が密接にかかわっている。

嘔吐は、三十代、四十代の私には、極めて快適な補助手段であった。しかし五十歳前後には、害のある方法になった。その経緯を記しておきたい。

当時は、モーニングを着るために、年に二回程度の減量を行っていた。酒量も増えていたので、嘔吐を含めた減量の激しさは、年とともに増大していた。

一方で私は、教科書書きに熱中していた。私が最初に教科書を書いたのは、四十七歳のときである。そして五十四歳までに五冊書いた。執筆を急いだのは、東京大学出版会の編集者の一言、「教科書は五十歳ごろまでに書かないと」による。

教科書を書くには、狭く深い知識が要る。一方、後にはじめる一般向けの本を書くには、浅く広い知識が要る。一般向けの本を先に書くと、教科書は書きにくくなる。

私は、書ける教科書は、五十歳になるまでに、すべて書いてしまおうと考えていた。このため何度も、過大な精神的緊張状態におかれた。

そして東京大学出版会で書くたびに、胃潰瘍になった。最初は、定期健診で引っかかった。胃カメラで診た医者が、「よく我慢できますね」というほどの胃潰瘍であった。

しかし、薬を飲むと、すぐ治った。その後、出版と再発を繰り返すうちに、私は胃潰瘍を、自覚症状で識別できるようになった。

胃潰瘍の痛みは、空腹時の痛みとは、明らかに違った。それは、最初に何か食べた直後に、鮮明に感じられた。たとえば、昼食に蕎麦《そば》を食べたとき、最初に飲み下したとき、胃が「ズキン」と痛んだ。

緊張から解放されたときが危ない

精密検査の通知には、行くべき病院が指示されていた。私は東大病院は避け、正門から五分で歩いて行ける慈愛病院を選んだ。

理由は、東大病院だと、場合によっては特別な（身内に対しては甘い）診断を受けるかもしれない、と考えたからである。外部の病院なら、かりそめにも手心を加えられることはあるまい。

胃カメラは、驚くほど簡単に飲むことができるようになっていた。私は院長に頼み、何度も胃カメラで診てもらった。院長は、カラー写真を何度も見せてくれた。

だから私は、出血している自分の胃の写真を知っている。組織を取るために針を刺し、その跡から出血している写真も知っている。治った跡も見せられたが、こちらはどうもよくわからなかった。

結論を書く。私は自分の胃潰瘍について、次のように結論した。これは、私の極めて個人的な事例かもしれないことを強調しておく。

(1)胃潰瘍発症の原因に、精神的緊張があげられる。しかし私の場合は、緊張から解放された状態のとき発症するように思う。すなわち、原稿を渡し、その晩から大酒を飲み、大飯を食う。この直後が危ういようであった。

(2)とくに悪いのは、嘔吐のようであった。暴飲暴食のあと、嘔吐で胃を空にする。これは経験した者でないとわからないが、実に幸せな気分になれる。それはまさに至福《しふく》のとき、という感じがする。しかし、どうもこれが悪いようであった。

(3)胃潰瘍になるのは、極めて短い時間のあいだのようである。たぶん三時間程度のあいだに出血が起こる。同様に、治るのも早い。現代の薬は強力である。たぶん、一週間以内に、正常な胃壁に戻る。

嘔吐をやめる

この三つの結論は、経験と体感に基づく推測である。私はずいぶん胃カメラを飲んだが、それでも一週間に一度程度である。病院は、そんなに何度も胃カメラの使用を許さない。

家内は早い段階から、嘔吐原因説をとっていた。最初、無視していたが、東京大学出版会での出版が重なるにつれ、私も嘔吐原因説を納得するようになった。

その後、私は嘔吐をやめた。いまは、苦しくても吐かない。あるいは、吐くほどには食べない。以後十五年以上経過するが、私は胃潰瘍を再発したことはない。たぶん、私の場合、暴飲暴食とゲー術の複合効果が、原因であったように思う。

胃潰瘍が再発しないのは、この他にもいろいろな可能性が考えられる。私が本を書くことに慣れて、精神的緊張を感じなくなったのかもしれない。あるいは胃潰瘍を恐れなくなって、ストレスが生じないのかもしれない。

嘔吐を行わずに暴飲暴食のみ行ったらどうなるか。あるいは適量を食べて、嘔吐したらどうなるか。残念ながら、それらのデータはない。

ただし、減量について経験を積んだいま、確信を持って言えることがある。それは、「年をとったら、健康のためには、吐くほどには食べないほうがよい。吐くほどには飲まないほうがよい」ということである。

すでに述べたが、少量食べて、心を満たす方法はある。「少量を真に賞味する」。これができるようになることは、減量の醍醐《だいごみ》味の一つである。

増やす楽しみ、減らす楽しみ

ただし、そうする一方で、いざとなれば、「いくらでも食べられる」「いくらでも飲める」。こういう確信を持つことも、同様に重要のように思う。

この心構えを失えば、人間として終わりではないか。私は、そう思っている。非難を覚悟であえて書くが、これは私の信念である。

そしてこの、食べること、飲むことへの希望こそが、私のような「ガツ」にとって、減量のエネルギー源となっているように思われる。「死ぬほど飲みたい」、そういう希望がなくて、なんで減量などするものか。

だから、リバウンドを恐れない。減量とは、減らすだけでは能がない。増やす楽しみを秘めて減量を楽しむ。これこそが極意である。

太る体質の人、がつがつ食べることを旨《むね》とする者、この人たちは二重の楽しみを享受《きょうじゅ》する特権を有する。食べたければ、食べればよい。そのための減量である。

これを理解すると、減量は一段と楽しく、一段と容易になる。

第四章　なぜ、減量道を極めるに至ったか

生涯最大の屈辱《くつじょく》

私の運動神経は、呆《あき》れ返るほど鈍《にぶ》い。発端は、生まれた直後の過保護な扱いにあったようである。母は眼科の開業医で、私はお手伝いさんの管理下にあった。歩けるようになるのに一年十ヵ月を要したと聞く。中学生のころまで、「坊やちゃん」とよばれた。

たぶん、そのような育てられ方が影響して、いじめられた。この点では、時代に先がけていた。希代《きたい》のいじめられっ子であった。高校を卒業するまで、徹底的にやられた。

たとえば、「チョウチョウ」といういじめ方があった。何人もが、私の手足をつかみ、引っ張って、私の体を宙に支える。そして激しく上下に揺する。両手両足がばたばたするので、この名がある。

最後に高く放りあげられて、落とされる。体が上向きの場合と下向きの場合の二通りがあった。それぞれにぴったりの名がついていたのだが、忘れた。

生涯最大の屈辱《くつじょく》は、次のようなものであった。中学生のころだったと思う。私は多摩《たま》川の土手に座り、魚釣りを見ていた。

通りかかった一人が、脇に来て小便をした。彼は両手のひらで椀の形を作り、そのなかに小便を溜《た》めた。そして私の顔に振りかけた。

彼はゆっくりと、少しずつ、小便を振りかけた。小便は、私の顔を流れた。それでも私は、反撃できなかった。逃げることもできなかった。私は虚弱《きょじゃく》な体をしていた。

自分は何キロで脂肪肝になるか

私は高校卒業時、体重は四十八キロであった。身長は、クラスで上から三分の一程度であった。二年浪人して大学に入ったが、浪人する少し前から運動をはじめた。そのころから身長が伸びた。

運動をはじめたのは、敵《かたき》を討《う》ちたいと思ったからである。現在、私の身長は百七十五センチである。標準体重は六十五キロと考えている。経験上は、運動をするには、六十三キロ前後がもっとも調子がよい。

五十歳を過ぎて知ったことだが、私の体は六十八キロくらいで脂肪肝になるようである。たぶん、私の体の基本設計が、四十八キロくらいで行われたためと推測している。私は脂肪肝の常習者（?）である。

読者のなかには、コレステロールと肝臓《かんぞう》の数値が乱れている方がいると思う。その原因の多くは、脂肪肝である。

脂肪肝は、まだ病気ではない。「体の状態の一つ」である。体重を落とせば、必ず回復する。

私は、回復を何度も体験した。後に第六章で、その記録の一つ——六十五歳を過ぎて行った詳細《しょうさい》な記録の一つ——を示す。回復は可能、しかも容易である。ただし、それを行うためには、健全かつ確実な減量法を修得することが必要である。

姿三四郎《すがたさんしろう》を目指《めざ》す

私が武道をはじめたのは、高校二年生のときである。それまでは、エンジン付きの模型飛行機に熱中していた。このあとに柔道に転じたが、たぶん復讐心《ふくしゅうしん》が模型飛行機を上回ったのであろう。あるいは富田常雄《とみたつねお》著の『姿三四郎』に憧《あこが》れたためかもしれない。

三年生の後半は、受験勉強の真似事をした。それまでの一年ほどのあいだは、姿三四郎を目指《めざ》した。しかし、三級にはなれなかった。

柔道や空手の序列は、十級前後からはじまり、最初は白帯を締める。三級から一級が茶帯、初段以上が黒帯となる。

私を仕込んでくれたのは、井上という二段であった。高校の一年先輩で、模型飛行機の師匠でもあった。柔道の腕は東京大会出場クラス、内股《うちまた》がこの人の決め技であった。

私はこの人の内股で、徹底的に投げられた。何しろ、当方は四十八キロである。

相手は私の右袖《みぎそで》を握って、腰にのせて私を跳《は》ね上げる。私の体は、下半身が上半身より高い位置まで跳ね上げられる。その状態から、右袖を強く下に引かれる。私の体は、畳《たたみ》に叩《たた》きつけられる。だから、受け身だけは自信があった。誰を投げることもできなかったが。

痩《や》せていて軽い。しかも腕力がない。乱取り（二人で組んで行う自由稽古《けいこ》）では、徹底的《てっていてき》にカモにされた。しかし受け身には自信があり、投げられるのは怖くなかった。

たとえば、背負い投げや体落《たいお》としで投げられる。こういうとき、畳の目の一つ一つが見えた。畳がスローモーションで顔に近づき、ゆっくりと離れていく。

剣道に転じ、ダンスに夢中に

大学に入ってからは、剣道に転じた。残念ながら、剣道部には入らなかった。航空学科への進学に、ある程度成績を確保しておくことが必要であった。よって、自宅近くの町道場に通った。

私が住んでいた羽村《はむら》（東京都）は、昔から剣道が盛んであった。近くのあきる野市には、かつて近藤勇《こんどういさみ》の天然理心流《てんねんりしんりゅう》の道場があった。また『大菩薩峠《だいぼさつとうげ》』の著者中里介山《なかざとかいざん》は、我が羽村の出身である。

大学二年生のころ、初段を取った。しかし以後、上達は止まった。このへんに、我が運動神経の鈍さが如実《にょじつ》に現れている。

昇段しなかったのには、もう一つ理由がある。二年生の後半から（航空学科進学を決めてから）ダンスをはじめた。あまりに硬派《こうは》の道を行く私を心配した父が、資金援助を申し出た。そこで出会った先生がたいへんな美人で、卒業までダンスに熱中した。

平均して週二回は教習所に通い、レッスンを受けた。その他に週二度は剣道の道場に通う。週末は、女子大のダンス・パーティ荒らしをやっていた。したがって非常に忙しかった。

「継続は力なり」

このように、剣道だけに打ち込んでいたわけではない。しかし素振りだけは怠《おこた》らなかった。一キロの素振り用の木刀《ぼくとう》で、毎日千回振る。これだけは、よほどのことがない限り続けていた。

ちなみに野球のバットの重量は、プロ、アマを問わず、〇・九二〜〇・九三キロである。「継続は力なり」と言う。四十八キロの体重は、大学卒業のころは六十五キロに増えた。身長も伸び、腕と肩まわりに筋肉がついた。腕相撲《うでずもう》で負けなくなり、これには自分が一番驚いた。

卒業して入社した川崎航空機（現在の川崎重工業）では、剣道部に籍を置いた。ただし、ここで熱心に練習した記憶はない。むしろ隣の航空自衛隊基地での練習のほうが、印象に残っている。

ここは、まだ武道としての剣道をやっていた。体当たり、足絡《あしがら》み、すべてありで（スポーツ剣道では禁止されていた）面白かった。

ここの六段の指導者は、鬼のように強かった。私はこの方の体当たりで倒され、足首を脱臼《だっきゅう》した。完全に回復するのに半年ほどかかり、以後、この道場から足が遠のいた。

そのころ、川崎航空は一時期、自社養成の工員の剣道指導に、岐阜市双柳館道場の浅川春男《あさかわはるお》先生を招いた。剣道部もこの方の指導を仰《あお》いだから、私は剣の本当の使い手を、お一人だけだが知っている。

浅川先生は、一九五六年（私の入社四年前）の全日本チャンピオンであった。当時、先生の率いる岐阜農林高校は、国体日本一を五対零で制した。

この人たちの強さを形容するのは、むずかしい。私が羽村の道場で剣道を習っていたとき、指導者は三人で、いずれも四、五段クラスであった。しかし国体で優勝する高校生のほうが、遥《はる》かに強かった。

そして浅川先生は、彼らが動きを起こす前の一瞬に、確実に一本取った。この人たちの練習は、私の肌に文字通り粟《あわ》を生じさせた。

武道としての剣道

岐阜農林高校と川崎航空の剣道部が合同練習をしたことが一度ある。練習が終わったあと、会社の保養所で宴会があった。その前に、皆で風呂に入った。

私が体を洗っていると、高校生の一人が寄ってきた。「背中を流します」と言う。私は二十代半ば、相手は十八歳未満である。

私は正座に直り、丁重《ていちょう》に断った。この世界、実力だけがものをいう。

高校生は、次に浅川先生に近づいた。彼は背後から、先生の背中を流した。彼は次に、先生の前側に回った。そして、先生の股間《こかん》を丁重に洗った。

剣道が武道からスポーツに変わったのは、あのころだと思う。いま剣道の試合で、上段の構えを見るのは珍しくない。しかし、当時私が愛読した高野弘正《たかのひろまさ》著『剣道の習い方』（一九五三年、大泉書店刊）には、次の記述がある。

「元来上段は上位のものが下位のものに対しておこなう技で、その場合でも、一応は『御無礼』とか『失礼』とか挨拶《あいさつ》して上段を取るのを剣道の礼としているくらいで（中略）、上段を取ったならば、失敗した場合には男らしく撃たれて、見苦しい動作をしないだけの心構えをもたなければならぬ」

思えば羽村の道場では、練習中私語を交わすことはほとんどなかった。稽古と掃除を除けば、すべて正座であった。竹刀《しない》は常に体の右脇に置いた。竹刀をうっかりまたげば、ただではすまない雰囲気があった。

過日、某所の小学校の剣道の練習を覗《のぞ》いたことがある。子どもが体育館内を走り回る。竹刀は床に転がっている。お母さん方は、壁に寄りかかって雑談し、談笑しながら練習を見る。かつては、見学者も正座して練習を見た。

継続の効果

剣道は上達しなかったが、千回の素振りだけは続けていた。会社の独身寮の屋上で、朝食前に振るのが日課であった。

そのころ、すでに減量を意識していた。社会人になり、体重の増加に気づいていた。また下手は下手なりに、体重と体の動きの関連を理解していた。

したがって、毎日三キロほど走っていた。ジョギングという言葉が現れるのは、ずっとあとのことである。百メートル十八秒の鈍足でも、毎日練習すれば長距離は走れる。会社の駅伝大会に出場できるくらいには、走っていた。

入社して五年後くらいだったであろうか。真夜中、独身寮の前のバス工場が火事になった。夜、仕事をしていて、私は最初に火事に気づいた。

私は職場の後輩の「山ちゃん」と、並んで走った。工場は金網《かなあみ》の高い柵《さく》で囲まれている。入るには、裏門まで走らなければならない。山ちゃんは、名古屋大学の陸上八百メートルの選手であった。しかしこの夜、私のほうが速かった。

また閉まった裏門を越えるとき、私は片手をかけて飛び越えた。彼は両手でよじ登った。この一件は、体の劣等感に悩む私を元気づけた。

当時、野球が盛んであった。私はフライの取れない下手くそであった。しかし外野フライを取ったときには、よくホームに走るランナーを殺した。素振りを続けていたので、肩は強かったようである。

「私は、飢《う》えていた」

初期の減量は、単純であった。寮の朝食は、丼《どんぶり》一杯のご飯とみそ汁、それに漬物程度である。そのご飯を半分にするだけであった。

いまにして思えば、私は減量の先駆《せんく》者《しゃ》であった。それで私は、何とか六十六キロを維持していた。ダイエットという言葉も、まだ聞かれなかった。

寮の食事が、一日何キロカロリーに計算されていたか、記憶にない。業者は「魚国」であった。我々は、寮の食費の値上げを断固拒否した。このため魚国は、たくあんなども天ぷらにして、カロリー計算の帳尻《ちょうじり》をあわせた。私は駅伝で、ゼッケンに「謝魚国」と書いて走った。

当時の我が国の食糧事情の悪さを示す例として、私は次の話を記憶している。これは、後に大学の上司となる教授から聞いた話である。

教授は、土木・建設会社に、風洞試験の指導に出向いていた。東京オリンピック以後、土木・建設会社は隆盛を極めた。この会社は、現在ゼネコン（総合建設会社）大手の一つである。

教授によれば、この会社の社員食堂の「カツ丼」は、「王将」とよばれた。その心は、「♪カツと思うな思えば負けよ……」、これが教授の話の「おち」であった。

この話には、少し混乱がある。「勝つと思うな……」は、美空《みそら》ひばりの「柔《やわら》」である。村《むら》田《た》英雄《ひでお》の「王将」は、「なにがなんでも勝たねばならぬ」である。

とにかく教授から、何度もこの話を聞かされた。その程度には、東京の食糧事情は悪かったのである。

岐阜の片田舎でたくあんを天ぷらにする話も、信じていただけると思う。

だから私は、飢《う》えていたのである。

ハムの向こうに景色が見えた

当時は食堂で、皆で白黒テレビを見る時代であった。エリオット・ネスの「アンタッチャブル」が評判になったころである。その前後に、「ポパイ」の漫画があった。

そのなかで、私には垂涎《すいぜん》のシーンがあった。ポパイが食パンとハムを、テーブルの上に並べて立てる。それらを右手のナイフで電光石火《でんこうせっか》スライスする。こうして薄切りになったパンとハムを、左右から接近させてシャフルし（トランプを細かく重ね合わせる操作）、うまそうに食べる。

私は減量を試みていたが、一方で飢えていた。とくに肉類に飢えていた。それは終戦前後の一時期（私が小学校四年のとき、日本は戦争に負けた）、ひもじい思いをしたためかもしれない。

あるいは、すでに述べた食糧事情の悪さのせいであったかもしれない。

何しろ寮の夕食にでるハムは、後世現れる「薄切りハム」より遥かに薄かった。ハムを通して、その向こうの景色が見えた。これも本当の話である。

夫婦でフィラデルフィアに

ポパイのように、ハムを食べたい。この願いは、一九六六年に叶《かな》えられた。ボーイングに職を得て（当時としては珍しいワーキング・ビザを持っていた）、夫婦でフィラデルフィアに住んだ。

留学生たちは貧しく、ひどい生活をしていた。私はボーイングから、ドルで給与をもらっていた。日本人とは桁《けた》の違う月給であった。

当時、我がアパートを訪れた先述の教授は、「これほど立派な家に住んでいる人は見たことがない」と驚いた。

家内が、バケツのような大きさの缶詰のハムを買ってくる。これをボイルして冷やすと、うまいハムになる。私はこの固まりをアルミホイルで包み、車の助手席に置いて出勤する。脇には大型のナイフが置いてある。

信号が赤だと、ナイフでえぐってハムを食べる。これは快感であった。当時「海賊《かいぞく》ブラッド」という映画があり、私は海賊を真似てハムを貪《むさぼ》った。「こんなことがあっていいのか」、そう思うほど幸福感に満たされた一時期であった。

吐くことを覚える

我々夫婦は、日本人とは努めて、つきあわないようにしていた。しかし伊藤忠《いとうちゅう》（商事）には、親しい友人がいた。川崎重工の海外ビジネスは、伊藤忠が担当していた。

ビジネス・マンはスマートな体形をしていなければならない。そう言われるようになるのは、ずっとあとの話である。商社マンの重要な能力の一つは、「いくらでも飲み、いくらでも食える」ことであった。

駐在員は、帰国するとき、人相《にんそう》と体型が一変していた。顔は丸くなり、首や肩の肉が盛り上がる。「伊藤忠のニューヨーク支店長は首がなくなる」。私が知るニューヨーク支店長は、事実そうであった。

彼らは、接待費がふんだんに使えた。したがって超一流レストランでの食事は、半端でなかった。しかしもっとも激しかったのは、伊藤忠の友人の下宿でやるパーティではなかったかと思う。

最後のデザートのことを、よく記憶している。冷やしたスイカに、ジョニー・ウォーカー・ブラックをザブザブとかけて食べる。日本を出るころ、私の月給は二万円弱であった。当時日本では、ジョニー・ウォーカー・ブラックは一万円では買えなかった。

私が吐くことを覚えたのは、このころである。米国は広い。車を止めれば、吐く場所は、いくらでもある。また米国では、外で食事をするときには、自分で運転しなければならない。アルコール分を吐きだすためにも、嘔吐《おうと》は私には必要であった。

ちなみに嘔吐は、古代ローマでも行われた。平凡社の世界大百科事典によれば、「(上流階級の）浪費的奢侈《しゃし》の光景は凄絶《せいぜつ》で、満腹した胃にさらに珍味を入れるために吐瀉《としゃ》を故意に行い、セネカをして『食べるために吐き、吐くために食べる』と憤慨させている」。

私も、これに倣《なら》った。

下腹部の醜《みにく》さに驚愕《きょうがく》

私の体重は、急激に増えはじめた。ワイシャツの上のボタンは留められなくなり、その上へ無様《ぶざま》にネクタイを締めた。ズボンの上のボタンも留められなくなり、その状態で勤務した。そして時々、心臓の鼓動《こどう》が乱れはじめた。体重は七十八キロ（標準体重プラス十三キロ）に達した。

グレープフルーツ・ダイエットを試み、失敗したのはこのころである。そして、私に本格的ダイエットを決意させたのは、次の一件がきっかけであった。

我々はスイミング・プールに入会を認められた。私は高いジャンプ台から飛び込んだ。それを、たまたま家内がスナップ写真に収めた。その写真を見て、私は自分の醜《みにく》さに心底驚《きょう》愕《がく》した。

当時、川崎重工は、P2V7という対潜哨戒機《たいせんしょうかいき》を製造していた。この機は潜水艦を捕捉《ほそく》するために、胴体下腹部に特別なレーダーを搭載《とうさい》していた。それを覆《おお》うために巨大なカバーがあり、この部分をレドームといった。

レドームは、厚手丸形のパン、カンパーニュのような形をしている。あるいは、カーリングのストーンと言ってもよい。ただしストーンを、ダブルバーガーのように厚くした形をしている。これを胴体の下側に付加した形は、飛行機としては恐ろしく醜い。

写真の私は、頭をやや下げた状態で、宙にあった。そして胃袋から下腹部までが巨大レドームと化し、下方に突きだしていた。ここで初めて、私は本格的減量を決意した。

以後、減量について試行錯誤《しこうさくご》を繰り返し、すでに述べた一回だけ夕食を摂《と》る減量法に到達した。時に一九六六年、私が三十一歳のときである。

この方法で、私は体重を、日本にいたときの状態まで戻した。それを見て、友人の一人は私を、「アスリートのようだ」と評した。

人生でもっとも幸せなとき

帰国した私は、一時期（約二年半）、川崎重工に就職していた。この間、須衛《すえ》（岐阜県各務《かかみが》原《はら》市）の社員用アパートに居住した。

須衛は、各務原市と関《せき》市の中間に位置する。現在は、そこを立派な道路が通っている。当時は、車が辛うじてすれ違える道が一本あるだけであった。

電話は、四棟《とう》あるアパートに一台だけ、食料店は、会社の支援する八百屋兼魚屋が一店あるだけであった。我々は須衛をもじり、「世も末」と揶揄《やゆ》した。

バスは、一日三本走った。朝に二便、夕方に一便、したがってこのアパートの住民は、マイ・カー（懐かしい言葉である）で通勤した。マイ・カーを持たないのは、我々夫婦だけであった。

会社まで往復十三キロの道を、私は毎日徒歩で通勤した。道は、車を避けて、山道と田圃《たんぼ》のあぜ道を使った。

五十六歳から、私は再び歩くようになる。歩くことの快感は、すでにこのころ知っていた。

二年二ヵ月いた米国では、五十メートル先の郵便局に行くのにも、車を使った。これで、足の筋肉がまったく駄目《だめ》になっていたように思う。須衛で歩きはじめたとき、三日ほど寝小便をした。

家内は、須衛のアパートに入ってから三日ほどは、毎日メソメソしていた。しかし我々は、いま振り返って、このころがもっとも幸せであったという点で一致している。たとえば、夏、刺身が食べたいと思う。すると、名鉄（各務原線）三柿野《みかきの》駅まで、夫婦で一時間半かけて歩く。ここから電車に乗ると、三十分ほどで岐阜に着く。柳ケ瀬《やながせ》まで二十分歩いて、待望の刺身にありつく。高価だから、少量を食べる。本当にうまい。逆のコースをたどって、アパートに帰る。かくして、美味しい刺身を食べるのは、半日仕事になる。

春には風呂敷を腰に巻いて、アパートのまわりを三十分ほど歩く。すると風呂敷に包みきれないほどのワラビが採れる。

竹林で、筍《たけのこ》を掘っている人がいる。地元の人だが、全然知らない人である。この人から、掘りたての筍をわけてもらう。

幸せで健康な生活は、当座はわからないものらしい。

「犬猫以下の扱い」を受けて

一九七一年一月、三十五歳のとき、東京大学に採用された。工学部には、五百人ほど教授、助教授がいた。このなかで私は、学位を持たない二人の助教授のなかの一人であった。

た。
　私は大学院には行かなかった。学生からは、「大学院の試験に落ちたのですね」と言われ
た。
　学位を取るまで、ひたすら「自分のための研究」をした。言い換えれば、研究室のことに
気を配らなかった。たぶんこれが原因で、上司である教授との人間関係が、修復不能なまで
に悪化した。
　私は、上司と自分の部屋のなかで起きた出来事について、助手にすら漏《も》らしたことはな
い。だから誰も知らないが、私は「犬猫以下の扱い」を受けた。
　そのころ、ある俳人が書いた一文を雑誌で読んだ。その俳人は、自分の句を見てもらい
に、先生を訪ねた。先生は、句が書かれた半紙でこぼれた茶を拭《ふ》き、見ずに捨てたという。
私はその俳人を、うらやましいと思った。
　このころ、私はすべての運動をやめていた。それは島崎敏樹《しまざきとしき》氏の次の一文を、たまたま読
んだためである。
「思想が生まれ、展開するためには、ひとは健康でいてはむりらしくみえる。真の読書人や
創作者であるためには、心身の健康を、生のゆたかな享受をあきらめねばならぬのであろ
う。一方で快適に生きながら、もう一方で思索《しさく》に没入するということは二律背反《にりつはいはん》で、もしそ

の暮らしがいとなめるとしたら、ゲーテに匹敵《ひってき》する全人であろうし、それとも本を読んだり物を書くのがただのたしなみをでない人かもわからない。

それで本物の『書斎の人』は、たいていからだに恵まれず、艶《つや》のない皮膚、脂肪の欠けたぎすぎすした手先、筋肉のうすい平べったい胸板をもって、少しばかり猫背になって往来をほっつきあるく。たまにわざと胸を張って気張った姿勢で大股《おおまた》にあるいてみると、足はたちまち石につまずいてしまう。この哀れな人こそ精神界の勇者で、日が沈んで実生活の世界が果てたあと、はじめて自分の生きる世界をみつけられる人々である」（島崎敏樹著『生きるとは何か』、岩波新書、一四一～一四二ページ）

空手入門

学位を取るのに、二年半を要した。学位を得たとき、心身ともにおかしくなっていた。このとき、もう学者としては「三流でよい」と覚悟を決めた。

拙宅《せったく》から五キロほどのところに、花上利雄《はなうえとしお》先生の空手道場「公道館」があった。花上先生は、遠山寛賢先生の内弟子である。流派は沖縄の糸東流剛柔流の流れを汲《く》んでいる。

遠山寛賢著『空手道』（一九五六年、鶴書房刊）の口絵には、演武の写真が二枚載っている。そのなかの一枚、見事な二段蹴《げ》りを見せているのが、花上先生である。

写真は昭和三十年代に撮られたもので、先生は私より五歳年長であった。

入門は一九七三年、三十七歳のときである。その年の五月、十級からスタートした。最初のうちは、道場に入るのが、身震《みぶる》いするほど怖かった。組手《くみて》の稽古が一番怖かった。私は常に、相手の顔に上司の顔を重ね、突っ込んだ。

初段を得るまでは、年間三百日ほど道場に通った。初段取得に一年半を要した。通常の若者は、早い者は一年で取る。私は三十九歳、ライバルたちに半年遅れた。

空手は、型と組手の練習よりなる。型は、攻撃と防御《ぼうぎょ》の技を組み合わせた一連の動作で、易《やさ》しいものからむずかしいものまで、各種ある。

組手は、実戦に近い練習で、自由組手と約束組手の二種類がある。自由組手は、文字通り自由に戦う。約束組手は、あらかじめ攻撃する部位を告げ、攻撃し防御する。

この他に、体の特定の部位を鍛《きた》えることも行われる。たとえば拳《こぶし》を鍛えれば、かなりの厚さの板を割れるようになる。これを試し割りなどという。

私の練習は、型が中心であった。拳を鍛えることは、しなかった。自由組手は、なるべく遠慮した。前歯を折ることを恐れたためである。

合理的なシステム

型の練習は、それがすべてではないが、空手の中心だと思っている。まず、正しい動作が要求される。同時に力と速度、それぞれについて、緩急《かんきゅう》の組み合わせが要求される。たとえば「回し蹴り」ができるということは、まず正しいフォームで、迅速《じんそく》に蹴れなければならない。

フォームが正しいか否かは、これをスロー・モーションで行えばすぐわかる。そのむずかしさは、「エレベーターのボタンを（靴を脱いだ）爪先《つまさき》で操作する」ことと思えばよい。

私の最終段位は、一九八五年（五十歳）に得た四段である。一九九二年（五十七歳）に、五段の審査を受けるよう勧められたが辞退した。これは実力はもとより、拙宅の経済的事情もかかわっている。

剣道や柔道には、段位と技量のあいだに、少なくとも国内では、標準的な基準が確立されているように思う。しかし空手では、私の知る限り、段位は、それぞれの流派の裁量で発行される。

我が道場では、月謝を払ってしかるべき期間練習すると、昇段審査を受けるよう勧められた。そして審査料を払って審査を受け、昇段する。審査料は高額である。

したがって段位は、支払った月謝と審査料の総額によって決まる。こう考えて、大きな誤りはない。

私のような年寄りで、運動神経に欠けるものが高段位に昇れるのは、ひとえにこのシステムのおかげである。

これは、ある意味で合理的なシステムである。少なくとも練習を継続させる点で、ある種の効果がある。我が道場で、昇段審査を辞退したのは私一人であった。

大学では、授業料を取っておいて、必修科目でさえ単位を与えないことがある。これは教える側の怠慢《たいまん》ではないのか。

実はかくいう私が、国立大学でこれに類することをしてきたし、私立大学では現にしている。これがおかしいことは、自動車の教習所を見れば明らかである。仮に授業料を取られるだけで、免許証が取れなければ、反乱が起きるであろう。

劣等感《れっとうかん》からようやく脱出

五段を辞退して少ししてから、私は先生から、「錬士《れんし》」の賞状をいただいた。理由を尋ねると、「二十年間稽古に精進《しょうじん》したものに与える」とのことであった。この意味では私は、賞状の資格を満たすと考えている。また、この賞状を誇りに思っている。

次に誇らしく思うのは、初段の免状である。私は自由組手の練習は避けて通った。しかし初段の審査には、自由組手が含まれていた。私は東京都千代田区九段の武道館で、二人の若者を相手に戦った。

武道館には、四十人ほどの若者が集まっていた。四十面《しじゅうづら》は私一人、他は各地の道場から集まった二十歳前後の若者ばかりである。正直、足が震《ふる》えた。

私は作戦を立てた。この種の組手では、勝ち負けよりも、正しい所作が重視される。また攻撃には、上段（顔）も下段（下腹部）も含めなければならない。私は、上段は一切受けないことにした。

空手は、特殊な例外を除けば、寸止め《すんど》（一寸手前で攻撃を止める）である。そして受けなくても、当たれば、相手の反則である。組手では、正拳の顔面突きが有利なので、皆これを中心に練習している。

私は、相手が動くや、前にでた。そして、目をつぶって、下段を払った。正直に書くと、どう戦ったかは、ほとんど思いだせない。とにかく私は、二人と戦って体面を保った。型のほうは、少し自信があった。

私は、長く夢見た初段を得た。このとき私は、ようやく「いじめられっ子」の劣等感《れっとうかん》から脱したように思う。あの、顔に小便をかけられた屈辱《くつじょく》の思い出から、ようやく抜けだせたように思う。

剛術としての空手

私が初段を取れたのは、西岡さんという五段(当時)のおかげである。私より、十歳以上若い方で、この人が私に目をかけてくれた。組手を避ける私に、最小限の約束組手を仕込んでくれたのは、この人である。

約束組手とは、次のように行う。二人が向き合って立つ。一方が、たとえば、「中段(胃)行きます」と言う。そして大きく踏み込んで、中段を突く。

一方は、これを前腕で受ける。外側に弾《はじ》いてもよし、内側に弾いてもよし、下方に叩き落としてもよい。

こうして、一度の「中段行きます」に対し、同じ攻撃を十回ほど繰り返す。そして、腕を替えて同じ攻撃を繰り返す。

左右の腕が終わると、攻守所を変える。このような練習を、攻撃する部位を変え、受け方を変えて、繰り返す。三十分もすると、初心者は、前腕が腫《は》れて、直径が二センチほど太くなる。

受けるとき、体をかわしてもよい。体捌《たいさば》きともいう。しかし西岡さんは、これを嫌った。腕力で叩き落とすことを勧めた。

西岡さんが教えようとしたのは、剛術としての空手であった。競技用の空手であれば、攻撃ははずすだけでよい。西岡流の受けは、受けることで、相手の戦意を喪失《そうしつ》させることを狙《ねら》っていた。

西岡さんに鍛えられてから、同程度の技量なら、「バシッ」と受けると、相手が「グラッ」と傾くようになった。初段審査で下段受けだけを使ったのは、実はこのような事情があった。

黒帯

西岡さんには、もう一つ教えられた。それは、「初段の免状をもらったら、翌日から黒帯を締めなければならない」ということであった。恥ずかしさも手伝い、これはなかなかできない。

西岡さんの言う理由は、聞かなくてもわかる。約束組手に、「寸止め」はない。受け損なえば、前歯を折られようが、指のあいだが裂《さ》けようが、それは受け手の責任である。

道場では、初段を狙う茶帯が、もっとも血気盛んである。彼らは、黒帯を締めた者には、手心を加えない。

私は、言われたとおり、翌日から黒帯を締めて道場に出た。鏡の前で蹴りの練習をしていると、入門して半年ほどの若者が近づいてきた。白帯を締めているが、他所で経験を積んでいる。実力は明らかに茶帯である。彼は言った。

「おめえ、それで初段かよ」

過日、私が日本学術振興会に勤務していたとき、次のようなシーンを目撃した。生命科学の評価部会で、日本の最高権威の一人が、本人を前にして次のように発言した。

「ここ二年、ネイチャー、サイエンスにパブリケーションがありませんね」

これは先の若者の言と、同じ主旨のものである。

年寄りの責任

花上先生は、私に錬士の免状を渡して少しして亡くなった。道場は、いま閉鎖されている。道場で知った印象深い三人について、書きたい。

道場には、格闘技の上達を目指《めざ》し、黙々と練習する若者がいる。日曜は道場は休みだが、彼らが日曜日に練習に来ることがある。私は日曜に一人で型をやるのが好きで、時々顔を合わせた。

ある日、そのような一人と顔を合わせた。練習が終わり、私が先に帰る。正座している私の近くで、彼は胡座《あぐら》で休んでいた。私は体の向きを変え、「お先に」と言って座礼をした。すると彼は、脱兎《だつと》のごとく立ち上がった。そして直立不動の姿勢から、「失礼します」と立礼で答えた。これが、彼の知るもっとも丁寧《ていねい》な礼だったのである。

好漢は、座礼のほうが一般には、より丁寧な礼であることを知らなかったのである。

我々は、電車内で大股開きで座る若者を不作法と思う。しかし少なくともそのなかの何人かは、それが不作法であることを知らないのだと思う。それを教えないのは、年寄りの責任である。

用心棒の練習

夏でも稽古着の下に、手首まである長袖の下着を着て練習する人がいた。体中に彫《ほ》った入れ墨《ずみ》を隠すためで、それが入門を許された条件と囁《ささや》かれた。私より一回り年下の人だが、多くの前科があるとも噂《うわさ》された。

時々酒の臭いがしたが、道場内では真面目に練習した。この人は、過去にある組の用心棒であったことを、私に話した。そして用心棒になるための練習を、次のように説明した。

両腕で、顔の左右を覆う。ボクシングの防御の構えに近いが、顎《あご》を引き、もっと頭を下げる。足は前後左右に少し開く。膝《ひざ》も少し折り、体の重心を低くする。

この状態で、何人かに囲まれ、角材で徹底的に叩かれるという。この訓練を続けると、痛みに耐えられるようになり、最後は角材のほうが折れるという。

この人は、手刀（手のひらの小指側の側面）で受けるのを得意とした。軽く受けられただけで、腕が痺《しび》れた。この人と約束組手をやると、前腕に青い痣《あざ》が何本も残った。

ダンプカーの一匹狼《いっぴきおおかみ》

道場に、ダンプカーで乗りつけて練習する若者がいた。私より二回り若い韓国系の人で、仕事の途中に道場に現れた。

彼は、ダンプの仕事ではグループに入らない、いわゆる一匹狼《いっぴきおおかみ》であった。ダンプカーも、本人の個人所有であった。このほうが稼《かせ》ぎが大きい。

しかしシンジケートに属さないと、仕事を取るとき、意地悪や妨害を受ける。よって、身を守るために、道場近くを通りかかると、稽古に顔を出す。

通りかかれば、海岸でも走るという。砂の上を走った方なら、その意味がわかるはずである。

彼は私に、ダンプ稼業での戦い方——説得の仕方——を話した。

「相手グループのボスを、体当たりで壁に叩きつける。この間に右手の親指と人指し指、中指で、相手の咽頭部《いんとうぶ》をつかむ。気管を強く摘《つま》んでひねり、相手を爪先立ち状態で壁に押しつける。『ノー』と言えば、気管を砕《くだ》く」

道場は、米軍横田基地近くにあった。まれに、米国人が道場破りに来た。通常、誰も相手をしない。したくても、怖くてできない。しかし、たまたま彼がいたとき、彼は受けて戦ったという。

一般に空手道場に長く出入りする人には、独特の雰囲気がある。慣れると、人混みですれ違ったときなど、高い確率で見分けられるようになる。

しかし彼には、まったくそのような雰囲気がなかった。道場で顔を合わせ、挨拶する。すると、「やあ、加藤さん」とにこやかに微笑《ほほえ》む。段位は二、三段だったが、それを遥かに凌《しの》ぐ実力があった。

六十六キロと六十九キロの差とは

毎年、昇段審査の時期が近づくと、道場は活気を帯びる。そして型の練習にも熱が入る。審査では、花上先生を含む同系の流派の先生方の前で、型を演じなければならない。予備審査もある。

空手の型は、一つ演じるのに一分半程度かかる。時間は短いが、本気でやれば、体中から汗が吹きだす。そのくらい力を入れないと、型らしくならない。

型の練習は、「礼」の号令にはじまり、「礼」の号令で終わる。途中の動作も、「エイッ」や「ハイッ」の号令で進行する。号令は、通常指導者がかける。

「礼」の号令が終わると、次の「礼」の号令まで――次の型のはじまりまで――二十秒ほどの休憩がある。この間に、呼吸の乱れを整えなければならない。一度の練習は、このペースで、続けて十本ほどの型を行う。

たとえば、「ジオン」という型がある。この型は、初段、二段程度の審査に使われることが多い。この型では、最初から三分の二くらいのところ（ほぼ一分経過した時点）で、もっとも苦しくなる。

上段を両腕を交差して受け、右裏拳、左鉄槌《てっつい》、右裏拳と上段に打ち込む。体を左に二百七十度回転し、左外受けで中段を受け、一歩出て右手で中段を突く。右に体を百八十度回転し、右外受けで中段を受け、一歩出て左手で中段を突く。さらに左に九十度回転し、左手で下段を受ける。これが、緩急をつけた十秒弱の動作になる。

稽古が足りないと、この途中で、「ゼイゼイ」という呼吸に変わる。もし私の動きが遅れると、指導者は号令のテンポを遅らさなければならない。若い連中が、心中舌打ちするのが雰囲気でわかる。

減量の効果が現れるのは、こういうところである。体重が六十九キロと六十六キロでは、体の動き、呼吸のタイミングに、明らかな差が現れる。若い連中の仲間に入れてもらうためには、だから減量が必要になる。

私の減量の第一義は、結婚式のモーニングコートを着るためであった。しかし必ずしも、それだけでなかったことを記しておく。

第五章　「歩く」ことの効用

気力充実のときに暗雲が

ロビンソン・クルーソーをご存じであろうか。イギリスのダニエル・デフォーの小説の主人公である。商人の息子ロビンソンは、父の忠告に反して船員になり、さまざまな苦労ののち無人島に漂着、二十八年間自給自足の生活を送り、最後に救出されて帰国する。

古い本である。一七一九年刊で、日本では幕末にオランダ語訳からの重訳が出版されているという。私は子どものころ、熱読した。南洋一郎《みなみようういちろう》の訳であったと思う。私が初めて胃カメラを飲んだとき、「操作部が舵輪《だりん》に見えた」と記した。あれもたぶん、この本の影響である。『ロビンソン漂流記』には、航海の途中、水平線の彼方《かなた》に暗雲が現れる部分が何度もある。私は五十歳を越えたとき、我が健康に関し、水平線上の暗雲を認めた。それは、蓄積された酒の影響だったように思う。

これから書くのは、一九八六年、私が五十一歳のときの話である。私は四段位を得て、気力充実していた。日航機の御巣鷹山《おすたか》墜落の翌年で、テレビ局の絶世の美女たちとも、ともに仕事をする光栄に恵まれていた。

ちょうどそのころ拙宅《せったく》に、我々が仲人《なこうど》をしたカップルが訪ねてきた。そして新婦が、次のように言った。

彼女は教育学部の出身であったが、当時は精神保健センターで働いていた。

「日本酒で三合、ビールで三本、ウィスキーならダブルで三杯、これを毎日十五年続ければ、どんな健康な人でも、必ず肝臓《かんぞう》を痛めます」

予言的中

私は、「まさか」と思った。彼女は、「どんな健康な人でも必ず」を強調した。それはまさに、水平線上に現れた暗雲であった。

そして、彼女の予言は的中した。大学での定期健康診断で、私はコレステロールの異常を指摘されたのである。

一九九一年、私が五十六歳のときであった。それはまさに、私が本格的に飲みはじめてから、ほぼ十五年経過した時点であった。

実は酒量が増えはじめたのが何歳のときか、正確には記憶していない。しかし空手初段が三十九歳、教授昇進が四十四歳で、最初の仲人はその直後であった。そのとき、ウェストぴったりのモーニングを作った。

このときすでに、減量に関する意識があった。このことから、飲みはじめたのは四十歳前後と考えている。肝臓を痛めたかはともかく、彼女の「十五年」の予言は、ほぼ的中した。

ある日突然、酒への目覚め

それまで私は、ほとんど酒を飲まなかった。「世も末（須衛《すえ》）」のアパートでは、飲んだとしても、夫婦でビールの小瓶《こびん》一本であった。大学の上司は酒好きで、夕刻から研究室で学生と、よく飲んだ。それは私には苦痛であった。

しかしある日、突然、私はウィスキーの味に目覚めた。その日まで、私は酒は好きではなかった。胃に何も入れず飲むのは、吐き気がして、苦痛以外の何ものでもなかった。

それが、酒だけでも飲めるようになったのである。それは、次のような事情によった。

当時、土曜日の午前は、上司教授主催の輪講会が行われていた。この日のスピーカーは米国から帰ったばかりの大物で、そういうときには午後は、昼食会を兼ねた宴会になる。

この日のゲストは、当時としては珍しいシーバス・リーガルを差し入れてくれた。それを水割りで飲んだとき、この世にこれほど美味なものがあったかと、一驚《いっきょう》を喫《きっ》した。

私は減量中であった。朝も昼も何も食べていない状態であった。このようにエネルギー準位が低いと、体質も変化しているらしい。あるいは自動制御系《せいぎょけい》としての体が、エネルギーの吸収を優先させるらしい。

この日の午後、私はスコッチの味に目覚めた。私はシーバスの水割りを常用するようになる。

健全な酒好き

私は五十歳まで、教科書書きに熱中していた。それは五十歳を過ぎてから、一般向けの「縦書き」の本を書こうと思っていたからである。

このことはすでに述べたが、実際、最初の縦書きの本『飛行のはなし』（一九八六年、技報堂出版刊）は、五十一歳のとき出版された。

この本は講談社＋α文庫にも、『飛行の秘術のはなし』として入れていただいている。読んでいただければわかるが、多くの日本の名パイロットを取材している。

この方々は、前出の坂井《さかい》三郎《さぶろう》氏を唯一の例外として、皆さん大酒飲みであった。

いや、この言葉は響きが悪い。たいへんな酒好き、極めて健全な酒好きであった。しかも、皆さん好男子であった。

「名パイロットはハンサムで酒が強い」。これは、当時私が作った仮説である。その後も、腕のよい飛行機乗りについては、講談社で何冊も書かせていただいている。そのつどお手合わせを願ったわけだが、私の仮説は正しいと考えている。

実は国外の取材でも、私はできる限り、酒の上の交流を深めることにしていた。そして「ハンサムで酒が強い」仮説は、パイロット以外にも適用できると確信した。

とくにグラマンとボーイングに、思い出に残る人が多い。当時のボーイングのナンバー・ツー（民間機担当上席副社長）のベン・コスグローブ氏は、そのような一人であった。

ボーイングの部課長クラスは、この人の前では「手足が震《ふる》える」。日航機事故では、氏と「OK牧場の決斗」のような対決をした。しかしその後の何度かの訪問で、飲み友だちの末席に加えていただいたと自負している。

休肝日なしの毎日

一番飲んでいたのは五十歳前後、「水平線上の暗雲」を指摘されたころだと思う。家内の記憶では、晩酌《ばんしゃく》にビール大瓶一本とダブルの水割りを四、五杯飲んでいたようである。

私はこれを、約四十五分で飲む。その間グラスの脇には、メモ用紙がある。これに、翌日大学で書くべきことをメモ状に書く。頭が働かなくなるまでが約四十五分、ここで食事に移る。食事も大量に摂《と》る。私はとくに肉類を好む。

念のため書いておく。酒を飲んでも、頭の回転や能率は、絶対によくならない。私はテレビ・ゲームのマニアだが、その成績を見れば、酒の悪影響は歴然としている。

ビールを一本ほど飲むと、たとえばカー・レース・ゲーム（古き傑作「ワイプアウト」をご存じか）の成績が上がるような気がする。データを記録すれば、それが錯覚《さっかく》であることはすぐわかる。

ただし、原稿の構成を考えたり、まったく書けないときのきっかけをつかむような効果は、酒にも若干《じゃっかん》あるような気がする。

ともかく、家内が心配する程度には飲んでいた。仲間の大酒飲み氏に比べれば、私の酒量などたかがしれていたが。

しかしビールの小瓶半分を飲んでいた身には、大酒であった。休肝日を作ることを勧める家内に、「月水金と火木土、別の酒を飲めばよかろう」などとうそぶいていた。

アルコール中毒のフォークナー

大酒を長期にわたり飲むことは、明らかに健康を害する。そのことは、よくわかった。しかし一方で、私は心のなかでは、大酒を飲めることは、「強靭《きょうじん》な体力の証《あかし》」であると考えている。

この本は、健康のための減量の本である。飲酒を勧めるための本ではない。しかし一方、減量をなぜするかといえば、「必要にせまられれば、ぶっ倒れるまで飲みたい」ためである。そのために、心配ない体に鍛練《たんれん》しておきたい。そういう下心があることを、私は否定しない。

このバランスをとるために、私の知る酒の害を、自戒のために書いておきたい。

以下は、トム・ダーディス著、関弘《せきひろし》・秋田《あきた》忠昭《ただあき》訳『詩神は渇く——アルコールとアメリカ文学——』(一九九四年、トパーズプレス刊)からの引用である。

この本は、「ノーベル文学賞を授与された生粋《きっすい》のアメリカ人七人のうち五人はアルコール中毒であった」という書き出しではじまる。

そこには、四人の作家(フォークナー、フィッツジェラルド、ヘミングウェイ、オニール)の暴飲、鯨飲《げいいん》ぶりが紹介されている。

たとえば、フォークナーについて。「三十七歳のフォークナーは、朝酒、すなわち新しい一日の開始を可能にし、生きる気力を回復してくれる『気付け』酒への鋭い渇望《かつぼう》に通暁《つうぎょう》していたのである」

「一年足らずのうちに、フォークナーの早朝療法は神通力を失いはじめる。（中略）以前なら、効験あらたかな『目覚まし』の酒を一、二杯飲めば必ず正気に戻ったのだが、突然、そこで止めることができなくなったのだ。酒量を増さなければ、『正常』とは感じられない体質になったのである」

「起き抜けに、そのころ習慣となったばかりの二杯か多くて三杯を飲む。すると、途端に酔いがぶり返してしまい、あとは酔いつぶれるまで飲みつづけ、数時間後にやっと目を覚ましたときには、気分は前にも増してひどくなっている」

「『気付け』酒のためにかえって酔いがぶり返してしまうとなると、もう悪循環を断ち切るすべはない。数日のうちに、フォークナーは昼夜を分かたず飲みつづけるようになった。手のつけられないありさまであった」

ヘミングウェイの創作能力の衰え

ヘミングウェイについては、次のような記述がある。

「危険を愛する写真家ロバート・キャパは、北米新聞連合の報道写真家としてスペインに駐在している間に、ヘミングウェイの写真を何枚も撮っている。そのうちの一枚、一九三七年（ヘミングウェイ三十八歳――筆者注）の五月にバルセロナで撮影された写真には、湯たんぽに酒を苦心して入れているヘミングウェイの姿が写っている」

「彼は最前線に出向いたときも、砲弾《ほうだん》の炸裂《さくれつ》の合間にあっても、酒切れの状態が起こることのないように手段を講じていたのである。湯たんぽは後に軍用水筒に取って代わられ、ヘミングウェイはいつも酒をふるまう用意をしている男、すすめられて断ったことがほとんどない男、という評判を勝ち得るようになった」

「その年の秋の二度目のスペイン訪問の後、帰途に立ち寄ったパリで、彼は突然に肝臓《かんぞう》に異変をきたし倒れ、増えつづける一方の酒量がもたらす猛烈な効果を初めて味わうことになった」

「彼がひどい禁断症状に見舞われた気配はないし、あるいは見舞われたにしても、それを彼は口外しなかった。しかし、この初めての肉体的な衰えのきざしにつづいて、創作能力の大幅な衰えがはじまったのである」

五十二歳のとき、『老人と海』が刊行され、「ヘミングウェイにノーベル賞をもたらした」。「この小型の本はたちまち世界を席捲《せっけん》し、アメリカの学校では定番の教材となった」

「彼の作品は酒飲みの感傷に流れがちになり、それは『老人と海』の多くのページにもうかがえる。（中略）（『老人と海』は）ひどくなる一方の凡庸《ぼんよう》さに蝕《むしば》まれていると断定しても、公平さを欠くことにはなるまい」

十年間にわたる健康データ

ここで、話は一九九一年に飛ぶ。ここから、私の五十六歳のときの健康診断（以後、健診）の話に移りたい。また、それ以後の健康と減量の話に移りたい。

そのために、まず、私の受けた在職中の健診の結果を、すべて示したい。

表1は、私が東京大学で初めて総コレステロールのチェックにかかってから、日本学術振興会（学振）の最後の年まで、コレステロールと肝機能に関する健診結果を示したものである。

東大保健センターによびだされるまで、私は健康について、気にしたことはなかった。したがってそれ以前のデータは保管していない。表1の最初の測定は一九九一年、五十六歳で、最後の測定は二〇〇〇年、六十五歳である。ちょうど十年間にわたるデータである。体重データには、一部欠落がある。

こうして表にまとめてみて、私は興味あることに気づいた。学振での五年間は、一年に一度ずつ健診を受けている。すなわち、健診のあと、別の測定を繰り返していない。このことは私が、診断の結果をある程度予測し、結果を受け入れていたことを意味している。

これに対し東京大学での五年間は、五回の受診機会に対し、九回受診している。すなわち最初の一九九一年（五十六歳）は二回、一九九三年（五十八歳）は四回、それぞれ受診している。これは私が、保健センターによびだされたあと、医師の「オーケー」のお墨《すみ》つきがでるまで、減量を試みた跡《あと》に他ならない。

たとえば一九九三年は、最初の検査の一ヵ月過ぎに、二度目の検査を行っている。そして四度目のトライアルで、GOT、GPTをクリアーしたさまがうかがえる。

総コレステロールについては、当時は上限が二一九であった。したがって表1の総コレステロール値は、ほとんどが正常範囲外である。しかし私には、それを心配した記憶がない。

表1　健康診断データ（＊は正常範囲外）

検査年月日＼検査項目		体重	総コレステロール	中性脂肪	HDLコレステロール	GOT	GPT	γGTP
東京大学	1991年 9月12日	−	＊306	94	63	25	38	27
	9月20日	−	＊253	102	59	34	＊60	33
	1992年 9月9日	−	＊258	90	69	35	＊48	29
	1993年 9月7日	70.0	＊297	121	56	＊38	＊81	37
	10月19日	69.0	232	76	＊72	30	＊69	35
	10月26日	67.5	240	98	−	＊43	＊53	38
	12月14日	−	234	68	62	32	31	30
	1994年 9月7日	−	＊260	76	＊71	15	27	22
	1995年 9月12日	68.9	＊244	104	58	18	30	26
日本学術振興会	1996年 5月29日	70.5	＊246	77	59	24	40	37
	1997年 5月15日	73.4	219	87	60	＊41	＊78	51
	1998年 5月5日	70.6	＊276	79	70	35	＊70	45
	1999年 5月11日	72.0	239	100	59	34	＊63	46
	2000年 7月17日	72.3	231	118	63	30	＊74	39
正常範囲			120～240	45～150	40～70	14～35	6～40	0～60

注．総コレステロールの上限は、当時は219であった。しかし最近は240に緩和する動きがあり（135ページ参照）、＊印はそれに基づいている。

これは、次のような事情によるのではないかと推測している。

継続する飲酒と肝臓の関係

最初、一九九一年にチェックにひっかかったとき、担当の医師は、当時話題になりはじめたC型肝炎の検査を勧めた。それを別の検査でクリアーし、次に超音波で肝臓を調べ、脂肪肝と診断された。

体重の記録がなくて残念だが、このころボクサー並みの減量をした記憶がある。私が脂肪肝であることがわかり、医師が興味を失って、「オーケー」を出した——私を安心させた——可能性が高い。

また、そのころ保健センターの年輩の女性（医師ではない）から、「脂肪肝は体重を下げれば完全に治る」と言われた。これは明瞭《めいりよう》に記憶している。このことも、私をして脂肪肝を恐れなくさせたらしい。

同時に、誰からか「歩くのがよい」と言われ、歩きはじめた。最寄りの駅（御茶ノ水）からバスに乗るのをやめ、快速で一つ手前の駅（四ツ谷）から歩いて通勤することにした。この距離は大学まで約六・五キロである。歩くことについては、後に改めて記す。

いまこの表を眺《なが》めると、総コレステロールは当時の基準をほとんどオーバーしている。しかし私の恐れは、ずっと肝機能のほうに向けられていた。継続する飲酒と肝臓の関係——水平線上の暗雲——の話が、よほど私の心を捕らえていたようである。

最近、総コレステロールは上限を二四〇にする動きがある。たとえば二〇〇一年十二月十七日付の「毎日新聞」朝刊は、「科学・いま&未来」の欄《らん》で、二〇〇二年二月に上限が二四〇に引き上げられると述べている。記事の一部を引用する。

「学会（日本動脈硬化学会）は今年六月、『二四〇以上』を高コレステロール血症とする新基準案を発表した。数値のほか、心筋こうそくの危険要因として糖尿病、高血圧、喫煙、高年齢（男性四五歳、女性五五歳以上）を挙げ、『要因が二つか三つ重なる人は二二〇未満に、四つ重なる人は二〇〇未満に下げるべきだ』とした」

私は糖尿病、高血圧ではなく、喫煙はしない。このため表1では、コレステロールの正常範囲を二四〇までとしている。

酒量の減る原因

減量して結果を聞きに行く。数値が改善されると、医師ががっかりした顔を見せる。この記憶は、一九九三年の四回の検査に基づくようである。

減量すれば、いつでも健康体に戻れる。この自信から、私は再び飲みかつ食べるようになった。ただし、肝臓の数値の乱れることが以後、アルコール類への強い抑止力となった。

私は、どうしようもなく意地汚い人間らしい。当時もいまも、週に一度くらいは、「ぶっ倒れるまで飲みたい」と考えている。決して実行するわけではないのだが、その可能性を残しておきたいと考えている。

弁解するつもりはないが、私にはあの人たちへの憧《あこが》れもあると思う。斗酒《としゅ》なお辞さず、そして決して乱れぬ飛行機乗りたち。アイリッシュ・ウィスキーの杯を重ねるごとに快活になり、鋭いジョークを飛ばす。そして自らサンダーバードを運転して帰る米企業の偉人。大酒を飲めることは、健全強固な体があって初めてできることではないのか。

最初私は、月火水木は一滴も飲まず、金曜の晩から大酒を飲むことを考えた。すると金曜の晩も、驚くほど飲めなくなった。

この実験を繰り返す経過のなかで、私の酒量は、「家内が驚かないレベル」にまで落ちた。その最大の要因は、やはり肝機能検査に対する恐怖感であった。

実は実験の途中で、酒量の減る原因を、医学部教授に電話で尋ねた。彼は従兄弟《いとこ》で、飲み友だちである。そして後に東京大学医学部長になる斯界《しかい》の権威である。

彼は、「それは酵素《こうそ》のせいだ」と説明した。酒をやめると、酵素が減り、飲めなくなるという。

「カンちゃん、僕と飲むときは、三日間練習してきて！」

当時はまったく予想していなかったが、巻末の解説を書いてくださったのは、この先生である。

予想以上の体重増加

健診のデータを保存していたのは、幸運であった。これによって、いろいろなことを思いだすことができた。

しかし表1を作る段階で、驚いたことが二つあった。

まず、自分の体重についてである。一九九三年（五十八歳）と一九九五年（六十歳）に、七十キロと六十八・九キロをそれぞれ記録している。

私自身は、東京大学時代は、体重は増えても六十八キロ程度に抑えていた、と考えていた。

また学振に移ってからは、すべてで七十キロをオーバーしている。

私は基本的には、朝食、昼食抜きで勤務していた。歩く距離は四キロ（御茶ノ水―麹町《こうじまち》）に減ったが、体重がこれほど増えていたとは考えていなかった。

しかしとにかく、この十年間私は、常に体重を管理していた。そして増えれば減量を繰り返し、少なくとも六十九キロ程度に抑えていたつもりであった。表1の体重を見て、いま恥ずかしい思いでいっぱいである。

ただし私の場合、常に六十七キロを切るあたりから、「空腹時の胃の痛み」がはじまる。すでに記したが、私は胃潰瘍になりやすい体質である。このためいつも、減量は六十七キロ程度で中止していた。これも、体重増加につながっていたようである。

体重を確実に戻せる自信

もう一つ驚いたのは、肝臓の数値である。私は健診のデータをファイルするだけで、数値にはほとんど注意を払わなかった。そして、肝臓が少しずつ悪化しているのではないか、この恐怖に、十年苛《さいな》まれ続けてきた。

いま改めて数値を眺めると、私は自分で考えていたより健康であったように思う。正常範囲外にでた値（＊印）も、恐れていたほど正常値をはずれているわけではない。それが正直な感想である。

しかしそれは、思うに、現在私が、第六章で述べる減量で、肝臓の数値をコントロールできると確信を深めたためらしい。

本稿執筆は二〇〇二年三月末である。その三ヵ月前、第六章に記す減量で、すでに私は体重を十キロ下げていた。

そしてこの時点で、私はGOT、GPT、γGTPをすべて、正常範囲内に戻していた。また本稿執筆の一ヵ月前も、私は健診を受けた。そしてGOT、GPT、γGTPが乱れていないことを確認していた。

この健診では、その二週間前から意図的に、酒量を三・五点（点数については後述。三・五点は缶ビール一本、ウィスキー水割りシングル二杯）に増やしていたのである。

こういう自信が加わると、かつて私を恐怖の虜《とりこ》にしたデータも、いまはまったく別物に見えてくる。

徒歩六・五キロはご飯一杯分

私は健診の数値が乱れてから、減量と同時に、歩くことをはじめた。徒歩についても書いておきたい。

減量に関連して、歩くことの重要性が、しばしば強調されている。しかし「世も末（須衛《すえ》）」で歩いていたころから、カロリー的には、効果は少ないと私は考えている。

当時もしばしば、減量を行っていた。あのころは血気盛んで、一ヵ月に体重十キロ減らすとか、ウェスト十センチ縮める賭《かけ》をした。負けたほうが相手に腹いっぱい食べさせる。私の相手は複数なので、ハンディを背負った賭になる。しかし、負けた記憶はない。これにはトリックがある。賭の前に、太るのである。そうすれば十キロ、十センチの減量は、決してむずかしくない。

思えば私も、つまらぬところで減量の稽古《けいこ》をしたものである。

そういう経緯のなかで、歩いても減量の効果が大きくないことを、体験的に知った。たぶん六・五キロ歩いて、カロリー的には、茶碗一杯のご飯程度の効果である。

歩くことは、驚くほど体によい

しかし歩くことには、別の圧倒的な効用がある。歩くことによって、体調がよくなる。この効果は、年齢を重ねると、より顕著《けんちょ》に現れるように思う。たぶん他の運動量が、相対的に減少しているためである。

それと同時に、足の裏から伝わる生理的刺激が、特殊な作用を持つような気がしてならない。体調を維持する体の中枢《ちゅうすう》部分に、特殊な刺激を与えているのではないかと思う。とにかく連続して歩けば、体調は確実に改善される。

もう一つ明瞭《めいりょう》な効果がある。たとえば、空手の練習を二週間休んで道場に行く。こういうとき五十代後半の私にとっては、とくに回し蹴《げ》りや足刀の稽古は、以前の状態に復するのに恐ろしい苦痛を伴う。

しかし歩き続けていると、この苦痛をほとんど感じない。歩くということは、体の非常に広範な部位を使用しているように見える。

歩くことには、まだ解明されていない多くの効用があるように思う。このことについては第六章（一七九ページ）でも触れる。ともかく歩くことは、驚くほど体によい。

なぜかって？　二足歩行は人類の特徴であり、原点なのである。

二足歩行は人類の原点

次は一九九四年十月十七日付の、これも「東京新聞」の夕刊コラム、「放射線」に書いたものである。前出「減量の極意」の一週間前に掲載された。見出しは「散歩中毒」である。「東京は混雑した薄汚い町だと考えていた。しかし最近、実に美しい所であることに気付いた。全域とは言わないが、皇居周辺は特に美しい。

天気がよければ、私は毎朝JR四ツ谷駅から大学まで歩く。四ツ谷駅出発は七時二十五分、真っすぐ半蔵門に向かう。普通はここで左に回る。時には反時計回りに皇居を一周する。どちらに回っても、東京は息を飲むほど美しい。

散歩やジョギングには中毒症状があるようだ。大学までは六・五キロだが、遠いとは思わない。時々、千鳥ケ淵《ちどりがふち》公園を通るために大学に通うのではないかとすら思う。だいたい、すれ違う女性たちも実に美しい。

三十代前半、私は岐阜県にいた。あのころは山の中に住み、通勤に往復十三キロ歩いた。いまにして思うと、あれも中毒症状だった。皇居周辺は多くの人がジョギングしている。そのつもりで見れば、どの顔もみな恍惚《こうこつ》としている。あれも明らかに中毒症状である。

蛇足《だそく》ながら、歩いた後は酒が滅法《めっぽう》うまい。飲む仕事があるときは、山手線の内側ならなるべく歩く。渋谷は遠すぎるが、新宿、池袋なら一時間五十分、赤坂だと一時間十五分である。地下鉄を使って行き着く時間に五十分を加えると、ほぼ歩く時間になる。この五十分でずいぶんと幸せな気分になれる。

歩くことは減量に良いとされる。しかし六・五キロを全力で歩いても、ご飯茶碗一杯分程度の熱量しか消費しない。一見体重が減るが、あれは汗と排出による見かけの体重減少である。

歩くことの効果は別のところにあるらしい。内分泌系を刺激するのか、あるいは神経系をオーバーホールするのか。とにかく長期に体を動かすリズムが、身体の制御系《せいぎょけい》に良い作用をしているように思う。

ホモサピエンスを他の動物から区別する第一の特徴は移動様式、すなわち二足歩行である。これが体に悪いはずがない」

第六章　本格的減量に挑《いど》む

定年後の体重急増

六十五歳で、最後の勤務先である日本学術振興会（学振）を定年になった。その後もっとも変わったことは、食習慣の変化であった。

主な仕事場が自宅になる。仕事の協力者は家内だけである。どうしても、ともに昼食を摂《と》る。定年まで、出勤日の大半、私は昼食を摂っていなかった。また自宅中心の生活になり、歩く距離も減った。体重が増えはじめた。

もう一つ、特殊事情があった。五年間の学振勤務の後半から、私は『墜落』シリーズ十巻の執筆をはじめていた。

執筆開始は一九九九年七月（学振定年の約二年前）である。原稿用紙四枚が、毎日のノルマであった。この作業は、以後二年半（定年後半年）続いた。

早朝に、まず二枚書く。これがノルマであった。これは学振にいたときからはじまっていた。学振勤務時は、七時半に御茶ノ水駅近くのミスタードーナツで書きはじめる。八時半までに二枚書ければよい。歩いて、九時半に麹町《こうじまち》のオフィスに現れる。書けなければ、歩きは中止する。このためにも、歩く距離が減った。

すでに表1で、学振時代の体重が予想外に増加していたことを述べた。理由の一つは、たぶん歩く距離の減少による。

「不摂生《ふせっせい》の限り」

悪いことは重なる。学振の最後の半年間、左足の踵《かかと》が痛みはじめた。次第に痛みが増し、定年のころは、長距離が歩けなくなった。これも体重増加に寄与した。

ただし、定年後の半年間は——『墜落』シリーズを書き上げ、本格減量を開始するまでの半年間は——体重のことなど、どうでもよかった。酒は、ウィスキーのシングルの水割り二杯に止めた。しかしこれ以外は、「不摂生《ふせっせい》の限り」を尽くした。

朝のコーヒーはココアに変わる。ココアとともに、ハム・エッグを食べる。道場通いをサボる。夜のサラダにはマヨネーズをたっぷり……。

私は体重計に乗らなくなった。風呂場の入り口にあるのだが、乗るのが怖かった。

役所勤めでなくなり、セーターを着ることが多くなった。セーターの胃のあたりが、急速に膨《ふく》らみはじめた。あの「レドーム」が再びはじまった。しかし私は、書くことを優先させた。

踵の痛みの顚末《てんまつ》

話が前後するが、踵の痛みの顚末《てんまつ》について書いておく。あるいは、同じ悩みを持つ読者の参考になるかもしれない。

私の踵の痛みは、短い距離なら、我慢すれば歩けた。痛い部分は、指先で押すとひどく痛んだ。しかし、歯を食いしばって押し続けると(押すことを繰り返すと)、痛みは和《やわ》らいだ。しかし時間がたつと、痛みは戻った。

履《は》いていた靴の踵が、斜めに減っていた。靴を二足買い換えたが、効果がなかった。運動靴も試みたが、効果はなかった。

たまたま私は、三越本店の靴のセールで、土踏まずを高くした靴「ハートランド」のあることを知った。

私はその土踏まずを、さらに高く調整させた。この靴を契機に、踵の痛みは快方に向かった。正確に書くと、ハートランドの靴を二足購入し、高さを変えて履き比べた。

本稿執筆時、踵は完全に回復し、毎日十キロを歩いている。また二足とも、オリジナルのデザインに戻して履いている。

思い起こす一件がある。

私が剣道で、足首を捻挫《ねんざ》したことはすでに述べた。電気刺激を含め、各種の治療をしたが、六ヵ月たっても治らなかった。小石などを踏むと、刺すような痛みが走った。

六ヵ月目のある日、私は診療所長に尋ねた。私にあの胃カメラを飲ませた張本人である。

「先生、もう運動はできないのでしょうか」

先生はじっと私の目を見つめ、答えた。

「寂しいことですねえー」

「歩くことを減らしたこと」が

私は自棄《やけ》を起こした。ランニングをすることにした。怪我《けが》をするまで、毎日三キロを走るのが日課であった。日課では、最後に小さな山をダッシュで登る。私はこの山に歩いて登った。そして、思い切って駆け下りた。

最初、死ぬような痛みを感じた。しかし、いつの間にか、痛みが消えていた。以後、走れるようになり、完全に回復した。

踵の痛みも、同じ種類のものではなかったかと思う。怪我をしたり、痛めたりすると、そこを庇《かば》って歩くようになる。すると、使わない部分（たとえば腱や筋肉）ができる。そこが刺激を受けると痛む。痛むから使わない。この悪循環が起きていたのではないか。

私は健康診断のチェックにかかってから、十年以上、歩くことを習慣にしてきた。それを仕事の都合で、一時的にやめた。やめないまでも、距離を短くした。

いま冷静に考えると、「歩くことを減らしたこと」が、痛みの原因ではなかったかと推測している。そして体重増加が、痛みのトリガー（引き金）であったかもしれない。

とにかく私は、ハートランド製の靴を履くことを契機に、回復に向かった。この靴を履けば歩ける。この確信が、回復に効果があったように思う。

ハートランドには、感謝している。最初に応対した女性は、私の土踏まずを上げてほしいとの要求に、はじめ断固として反対した。

次に応対した男性も——二足目はこの人から購入した——二足の靴の調整に、必ずしも賛成でなかった。

二人の自社製の靴に対する自信と見識が、私をして、この靴に対する信頼を強めた。それが、若干《じゃっかん》の痛みを押して私を歩けるようにした原因であったと思う。二人には深く感謝している。

全数値が正常範囲内に戻った！

定年後六ヵ月、セーターの下の突起は、見るも無残な形を呈《てい》していた。原稿はほぼ終了していた。私は、健康診断を受けることにした。

健康診断に行くのには、もう一つ理由があった。私の住む羽村《はむら》市の住民は、六十五歳以上であれば、九月と十月のあいだ、無料で健診が受けられる。

二〇〇一年十月十日、近くの横田医院に行った。手帳を見ると、結果を聞きに行ったのは、九日後の十月十九日である。

私は、まだ結果を楽観していたのかもしれない。あるいは、校正で忙しかったのかもしれない。

正常範囲を超えていたのは、総コレステロール（二五八）、中性脂肪（一六五）、GOT（五九）、GPT（一一三）の四つ、正常範囲内はHDLコレステロール（六〇）、γGTP（五六）の二つだけであった。

これは、予想より遥《はる》かに悪い結果であった。翌日から、私は減量を開始した。次の健診までの十日間に、五キロ減らした。しかしGOT、GPTはまだ範囲外にあった。

減量に関する本を書こうと思い立ったのは、減量開始二週間経過した時点である。正確な日時は思いだせない。冒頭で書いたように、「ジョナサン」で仕事をしていた。

その日は、減量開始から十六日目である可能性が高い。なぜなら、その翌日から、減量に関する各種の記録が残されているからである。

減量開始から約二ヵ月で、全数値は正常範囲内に戻った。健診は、はじめは週一度のペース、次に二週間に一度のペースで行われた。数値が正常範囲内に入って一ヵ月後からは、健診のペースを月一度に落とした。

ちなみにこの種の検査は、月一度の検査を除くと、有料になる。費用は自己負担となる。

検査結果を表2に示す。採血は、すべて横田医院で行われた。この表でも、総コレステロールの上限は、一三五ページに記した理由により、二四〇としている。

以下に、私の減量法の実践部分を解説する。同好の士が私の流儀を実行するとき参考になればと思い、減量記録の抜粋《ばっすい》も付した。

「いくら太っても大丈夫」

表2を、目を細くして、縦に見ていただきたい。＊印が正常範囲外の数字である。日時の

表２　減量時の健康診断データ（＊は正常範囲外）

検査項目 ＼ 検査年月日	体重	総コレステロール	中性脂肪	HDL コレステロール	GOT	GPT	γGTP
2001年							
10月10日	75.0	＊258	＊165	60	＊59	＊113	56
10月30日	70.5	231	76	54	＊51	＊92	40
11月９日	68.1	236	78	61	＊37	＊75	32
11月16日	67.4	204	65	58	＊37	＊65	29
11月30日	66.5	232	75	56	30	＊51	28
12月12日	65.6	226	81	55	32	＊49	27
12月25日	64.7	223	78	54	27	35	23
2002年							
１月９日	64.4	226	61	62	31	34	24
１月22日	64.0	223	101	63	25	28	22
２月20日	62.5	236	74	68	23	22	26
３月22日	61.5	216	99	58	19	17	21
正常範囲		120〜240	45〜150	40〜70	14〜35	6〜40	0〜60

注．総コレステロールの上限は240とした（135ページ参照）。
　　減量開始は2001年10月20日。

経過とともに、体重が減り、＊印が消えていく。これが減量の効果である。

私の場合は、約十キロの減量を約二ヵ月行うことで、正常に戻した。減量開始は十月二十日である。

データのうえでは、十・三キロの減量を二ヵ月と五日間で行い、正常に戻した。

まず、この減量の驚異的効果を、実感していただきたい。そうすれば、減量は楽しみに変わる。

繰り返しになるが、十キロの減量は、初心者には、若干の苦痛を伴う。しかし、その後の開放感、爽快感《そうかいかん》は、遥かにこれに勝《まさ》る。苦痛は――仮に苦痛であったとして――快感に変わる。

少しだけ我慢すれば、いくらでも食べ、飲めるようになる。太れば、また減量すればよいのである。この、「いくら太っても大丈夫」という、「ふてぶてしい自信」が身につく。ここに期待されるとよい。

体重の日中変化

減量を行うには、食べる量を減らす前に、まず体重について、正しく詳しく知ったほうがよい。

実践法として、体重の解説からはじめたい。

よく「二キロ痩《や》せた」とか、「三キロ痩せた」という話を聞く。そのたびに「この人は素人《しろうと》だな」と思う。

人間の体重は、一日に二キロ前後は動く。二キロ、三キロ減量の話をするときには、その前に、厳重な体重の定義が必要になる。ほとんどの人は、このことに気づいていない。

夕食を摂らなければともかく、通常は、体重は就寝前が一番重い。そして起床するまでに発汗や呼吸で、冬でも〇・一キロ前後軽くなる。さらに排尿、排便で、〇・五キロ前後から一キロ前後軽くなる。

ここから先は、個人差がある。私のように朝食を摂らず、昼食はなしか、おじや一杯程度の場合、夕方までに一〜一・五キロ減る。

この間もちろんお茶やコーヒーは飲む。これらは尿や汗で排出される。また歩くと、排尿が加速される。

私は、夕食前に入浴する。私の場合、通常入浴後がもっとも軽い。このあと、夕食で一気に増える。私は大食いだから、減量中でも二キロ前後増える。

二キロは、巨大な重量である。しかしこれによって生じる満腹感が、私の減量を支えている。ここも重要な点である。

たとえば缶ビール一本、水割り二杯飲む。水分の多いものとしてカレーなら茶碗三杯分程度、けんちん汁でも三杯程度、食べる。

ご飯は茶碗一杯分を超えることはないが、おじやにすることが多い。おでんや芋《いも》の系統を食べ、生野菜や果物を食べる。

そして食後にお茶を飲む。就寝前にも飲むことも多い。これで確実に二キロ程度増える。

真の最小体重

体重は、このような変化を毎日繰り返している。したがって減量を行う場合、体重を同じ条件で測らないと意味がない。

私は、帰宅直後の測定を勧める。多くの人にとって、ここが最小体重である。

さらに、帰宅直後に入浴することを勧める。理由は、裸になるからである。ここで測定する習慣をつけることを強く勧める。ここが、多くの場合、真の最小体重である。

衣類は予想以上に重い。私のジーパン、ジャンパー、セーター（冬歩くときの標準装備）

の総重量は、一・八キロである。また走るときのトレーニング・ウェア（愚息《ぐそく》の大学時代の使い古し）の重量は、〇・八三キロである。

時間をかけることで満腹感を

ちなみに会食や宴会は、ずいぶん食べたようでも、帰宅して計量すると、体重増加は〇・五～一キロ程度である。理由は二つ考えられる。

まず、このような席では、自宅より通常は多量に飲む。しかしその大半は、帰宅時には排出されてしまう。

次に、食べている時間が長い。通常開始から終了までに、三時間を要する。このように時間をかけることが、満腹感を生んでいる。

「食事には時間をかけよ」と、よく言われる。その主旨はよく理解できる。しかし、実行はなかなかむずかしい。言うは易《やす》く、行うは難《かた》し。その典型が、「時間をかける食事」である。

毎晩、外国人と食事をするように時間をかけて食べれば、私は減量しなくても、標準体重が維持できるのではないかと思う。

新しい体重計を購入

条件をそろえて測った体重が、実は毎日変動している。たとえば、帰宅して入浴後測った体重が、毎日変動している。

私の場合であれば、入浴後、夕食前の体重が、〇・五キロくらいの幅のなかを、毎日変動している。この変動する領域を少しずつ下方へ移動させる。これが減量である。

しかし、体重計のほうにも誤差がある。これが、体重測定をさらにむずかしくしている。

私はダイヤル式の（アナログ式の）体重計を長く愛用している。ここでは五キロの変化が、二十五ミリほどの目盛りの変化で示される。刻みの幅は五ミリほどの間隔で、これを一・五メートルほどの高さから読む。

したがって表示が六十一キロか六十一・五キロかは読める。しかしその中間、六十一・二キロか六十一・三キロかまでは、読めない。

そういうとき私は、六十一プラスとか六十一・五マイナスとして記録する。体重自体が変動しているので、減量目的には、このくらいの精度の体重計で充分である。

しかしこの本を書くために、減量開始八週間の時点で、デジタル式の体重計を購入した。購入したのは株式会社タニタのTF-700で、精度は百グラム（〇・一キロ）である。

この意味は、たとえば表示が六十一・二キロのとき、真の値は六十一・一キロから六十一・三キロのあいだにある、ということである。

たまたま私の体重計では、デジタル表示のほうがアナログ表示より、平均〇・五キロほど大きかった。ただしこの差も終始変動し、その幅は〇・二キロから〇・八キロくらいの範囲にあった。

表2に示した体重は、すべて、入浴後、夕食前の体重である。十二月十二日までの値は、アナログ表示の値に〇・五キロを加えたものである。その後の数値は、デジタル表示の値である。

表に示された「体重」は、すでに述べた理由で、信頼できるのは最初の二桁《けた》程度である。小数点以下の数字は、ほとんど意味がない。

たとえば六十五・六キロとあれば、六十五キロは信じてよい。しかし次の〇・六キロは、目安程度と考えるべきである。

〇・五キロの増加を戻すのに四日

減量実施中にも、多量に食べることがある。すると、当然体重が増える。このとき、それまでの減量努力を台なしにしたのではないかと、悩むことが多い。

こういうときの一時的な体重増加は、まもなく消える。そういうことを知っておくことも、減量には重要である。

このためにも、一日の体重変化を明確に把握《はあく》しておくのがよい。

私の場合の一例を述べると、六十二・五キロを通過したあと、立川で昼のパーティがあった。航空自衛隊安全管理隊の創立二十周年を記念するパーティがあり、私も招待された。

私はパーティ会場からは、三十分程度で消えることが多い。しかしこの日は、終了時まで二時間とどまった。五十人ほどの隊員の紹介が後半にあり、途中で抜けるのは不作法であった。

この日、私はたくさん食べた。ビールはコップ二杯にとどめたが、混ぜご飯、おでん、焼きそばの類をかなり食べた。それらはすべて隊員の手作りで、美味《おい》しかった。食べるのにふさわしい雰囲気があった。

その日、帰宅しての計量で、体重は一・一キロ増加していた。ここで夕食を摂らなければよいのだが、やめられなかった。私は普段通り食べた。私は、つくづくと食い意地が張っていると思う。

翌日の私の体重（入浴後、夕食前の体重）は、〇・五キロほど増加していた。この増加分が消えるのに、四日間——約百時間——を要した。

私がこの「〇・五キロほど」を、「増加分」として識別できるのは、私が朝晩計測を繰り返し、自分の体重変化のリズムを知っているからである。

体重変化のリズムを知ること

このように、一日の体重の変化——体重変化のリズム——を知ることは、減量者にとって必須《ひっす》というほど重要である。

以下に、改めて、一日の体重変化のリズムを要約しておく。数値は、もちろん私の場合である。

前述したように、体重を大きく変化させるのは、食事と排便、排尿である。私のように大食いの者は、夕食から就寝までのあいだに、体重は二キロほど増加する。

朝の排便と排尿は、通常同時に行われる。したがって、それぞれの重量を区別することは、一般にむずかしい。しかも体重計には誤差があり、小重量の計測はむずかしい。しかし大ざっぱには、両者の合計は、〇・五キロ前後から一キロ前後のあいだにある。

仮に、夕食後の摂取量《せっしゅりょう》（体重増加）を二キロとし、朝の排出量（体重減少）を一キロとしよう。このとき一日の体重変化はどうなるか。夕食前の体重（通常これが一番低い）を基準にとると、以下のようになる。

夕食後、体重は二キロ増加する。就寝中は発汗などで、冬期でも〇・一キロ前後減る。朝の排出で、さらに一キロ減る。そして、ここから夕食までのあいだに、私の場合、さらに一キロ前後減る。

日中の減少は、もちろん摂取と排出の差である。私の場合、摂取は、途中で飲む水分（コーヒーやお茶）と、摂ったとしてもごく軽い昼食（おじや一杯程度）である。一方、排出の大部分は尿で、これに発汗が加わる。差し引きすると、日中は排出のほうが多い。日中は一キロ程度の減少となる。

脂肪の燃えた跡《あと》を水分が埋める

もちろん、厳密には、これに脂肪の燃焼による体重の減少が加わる。しかし、これは極めて小さい。ここが真の体重減少なのだが、体重計の精度では、ほとんど検出できない。

そこで、右に述べたようなサイクルの変化を記録する。すると、全体の曲線が、少しずつ下方に移動する。これが「真の減量分」である。そしてそのもっとも測りやすい点が、入浴後、夕食前である。

脂肪は燃焼しても、すぐには体重は減らない。これは素人の体験的な直感なのだが、脂肪の燃焼した跡を、水分が埋めているように感じる。なにしろ体の八十五パーセントは水なのだから。

このような水分が体外に排出されて、初めて真の意味での減量が実現する。減量時、余分な水分があると、それは脂肪の燃えた跡を埋める。こんな「感じ」がしてならない。というのは——とくにある程度減量が進んだあとは——体重（たとえば夕食前の最小体重）が、かなりの幅（〇・五キロ程度）で、変動を続けるからである。

そしてある日——一週間程度経過したあと——突然体重が減ったと実感する（計測で明《めい》瞭《りょう》な差がわかる）。このときようやく、「少し（〇・五キロ程度）体重が減ったな」と思う。このとき、体重の変化を階段状に感じる。

なお、同じ程度の減量を続けた場合、体重の減少は、日時の経過とともに次第に緩やかになる。体に含まれる水分が、体重が重いときは、相対的に多いためと思う。

計量は条件をそろえて虚心《きょしん》に行う

このように、体重の減少の仕方も日々変化する。減少分は最初は大きいが、減量が十キロも進むと、一週間に〇・五キロ程度になる。

このように、減量分は容易には計測できない。「二キロ痩せた、三キロ痩せた」と言う人を「減量の素人」と書いたのは、このためである。

計量は、条件をそろえて虚心《きょしん》に行うことが必要である。また減量には、希望的観測が入りやすい。よほど虚心にならないと、無意識に誤りを犯す。かくいう私でさえ、学振時代の体重増加（表1参照）に自覚がなかった。

計量のむずかしさは、意外に知られていない。科学者さえ、時に大きな誤りを犯す。

次に示すのは、ノーベル賞受賞の物理学者リチャード・フィリップス・ファインマンの、カリフォルニア工科大学一九七四年卒業式式辞からの抜粋である。

「自分をごまかす」

「人間は自分で自分をごまかしてしまうことがままあるものですが、どうしてそういうことになるかということについては、われわれは経験から多くを学んできています。一つその例をあげてみましょう。

ミリカン博士（初代カリフォルニア工科大学総長、ノーベル物理学賞受賞者――訳者注）は、ポタポタしたたる油滴を使った実験から、電子の電荷を計測しましたが、そうして出したその答えが、実は完全に正しいとは言えないことは、現在なら誰もが知っているところです。

彼は空気の粘性として少し不正確な値を使ったため、答えが少しばかりずれてしまったのです。ところでこのミリカンの実験の後に、続いてなされた電子の電荷計測実験の歴史をたどってみると、たいへん面白いことがわかります。

仮にこれを時間の関数としてグラフに描くと、まず最初の数はミリカンの出した答えより少し大きい。次の数はそれよりまた少しだけ大きい。その次はまた前のものより少しだけ大きい、という具合で、最後にはかなり大きな数におちつくことになるのです。

それにしてもなぜこうして実験を重ねてきた連中は、正しい値はもっとずっと大きいことに初めから気がつかなかったのか。

実はこの実験の歴史こそ、科学者の最も恥ずべき考え方を暴露しているのです。というのは、実験の結果でた数がミリカンのより大きいと、実験者は何かが間違っているのではないかとまず考え、その間違いを探しはじめます。探しているうちについに何とかその理由を探しあてる。

一方ミリカンの数に近い数がでれば、間違いを一所懸命に探すことはしない。つまり彼らは、ミリカンの数からかけはなれた数はすべて除外してしまったわけです」（R・P・ファインマン著、大貫昌子訳『ご冗談でしょう、ファインマンさんII』一九六九年、岩波書店刊）

食べたいものを食べる

次にもっとも重要な問題、何をどう食べるか、に移りたい。基本的なことはすでに記したが、実践上の解説を付け加える。

まず、腹いっぱい、食べたいものを食べる。ただし、一日一回である。晩に食べることを勧める。

朝、昼食べていなければ、腹いっぱい食べても、三食摂っていたときの夕食ほどには入らない。胃が小さくなっているからである。

ただし、ピーナッツを貪《むさぼ》るようなことは慎《つつし》む。その程度の自制心は必要である。

また、食べたいものを、広く（多種類を）食べる。自らスーパーに出向き、食べたい感覚に磨《みが》きをかける。これも必要である。

飲みたければ、飲めばよい。しかしたぶん、むしろ酒以外を、美味しく感じるはずである。

こうして胃袋に入るエネルギーは、たかだか一二〇〇キロカロリー程度になる。

これは非常に大ざっぱには、一日の必要量の半分になる。なぜなら、夕食を一度摂るだけなのだから。

一点八〇キロカロリーの計算

このように、乱暴に言えば、一日一食なら、カロリー計算はしなくてもよい。しかし、摂取するカロリーをもう少し正確に計算できれば、さらによい。

私が——正確には家内が——使っていたのは、薄くて古い小冊子、『食品80キロカロリー成分表』であった。香川綾《かがわあや》編の定価二百円の本で、一九七三年に女子栄養大学出版部から出版された。

この本は改訂第二版が、『食品80kcalミニガイド』(一九九六年)として発売されている。また、たとえば鈴木吉彦・塩澤和子著の『目で見る80キロカロリー食品ガイド』が、主婦の友社から出版されている。これらは、カラフルな美しい本である。正しい減量のために、購入するに越したことはない。

「八〇キロカロリー」法の利点は、暗算でカロリー計算ができる点である。繰り返すが、一日一食減量法では、カロリー計算は大ざっぱでよい。

私は「八〇キロカロリー成分表」の見事な要約を、「東京新聞」紙上で発見した。次に示すのは、二〇〇一年十一月三十日付の「東京新聞」朝刊の、「読者応答室」の記事である。

読者からの「ダイエットに参考となる基本的な食材でのカロリー計算法を教えてください」との問いに、生活部の姫野忠氏が答えたものである。

一日十四点が目安

「食品のカロリーを知るには『食品交換表』（日本糖尿病学会編、文光堂刊）が便利です。『糖尿病食なんて』と思うかもしれませんが、栄養バランスを考えた万人の健康食であり、絶好のダイエット食になります。

食品交換表では、八〇キロカロリーを『一単位』（便宜《べんぎ》上一点と言い換える）とし、食品の一点分を重さで表示してあります。

なぜ一点八〇キロカロリーかは、卵小一個、ジャガイモ中一個が各一点、茶わんに軽く一杯のごはん（一一〇グラム）や六枚切り食パン一枚が各二点で、身の回りに八〇キロカロリーの倍数になる食品が多いからです。

一点分の主な食品の重さは次の通りです。肉は、牛・豚・とり肉のもも（各六〇グラム）。魚はサバなど脂肪の多い魚は半切れ（四〇グラム）、脂肪分の少ないカレイなどは一切れ（八〇グラム）。野菜は、ホウレンソウ、ニンジン、トマト、キャベツなど混合で三〇〇グラムで一点。海藻・キノコ類はノンカロリー。もめん豆腐三分の一丁（一〇〇グラム）、納豆一パック弱（四〇グラム）。牛乳は一四〇ミリリットルが一点で、瓶《びん》一本（二〇〇ミリリットル）なら一・四点。酒類はビール（二〇〇ミリリットル）が一点で大瓶一本三・二点、日本酒一合が二・四点、ウィスキーシングル一杯（三〇ミリリットル）が一点です。（以下略）」

私は一日十四点を目安に減量してきた。ただし、食べる量は、各位が工夫されればよい。

今回の減量では、私は昼に三点、夜に十一点程度を目安にした。しかし初心者には、食事を二度に分けることは、絶対に勧めない。これができるようになるには訓練がいる。減量の技量——減量道の段位——については、この章の最後で詳しく解説する。

あとは歩く

あとは、実行あるのみである。ただし、歩くと、さらによい。

歩くことの効果については、すでに述べた。だから繰り返さないが、もう一つ、生理的な効果がある。

それは排尿を促《うなが》すことである。二時間も歩くと、余分の水分がほとんど排出される。体重を安定させるのに効果的である。

最初は、歩くとすぐ疲れる。私が四ツ谷駅―東京大学間を歩きはじめたとき、普通の中年男に比べれば、私はかなり運動をしていた。それでも三十分も歩くと、歩くのが嫌になった。

しかし、すぐ慣れる。一週間も続ければ、四キロ程度なら、苦もなく歩けるようになる。

今回の減量は、踵の痛みが快方に向かうのとほぼ同時期に開始された。そして最初から、ほぼ毎日、十キロを歩いた。やはり、最初は一時間を過ぎるあたりから、急激に疲れが増した。

しかし三ヵ月目に入ると、同じコースを走り続けられるまでになった。ただし、頑張りすぎて、ふくらはぎを痛めた。現在は普通の速度で歩いている。

距離の測定

歩いたり走ったりすると、速度が知りたくなる。このため、コースの距離を知ることが必要になる。地図が完備していれば、距離は推測できる。地図がなくても、方法はある。

私の場合は、多摩《たま》川の両岸を川に沿って歩く。左岸のコースは、二ヵ所が堤防の上である。ここに、七百メートルと七百五十メートルの距離のマークがある。走っているときには、ここで速度が測れる。歩いているときには、歩幅が測れる。

十キロの距離を、全区間を同じ速度で走り続けるのはむずかしい。一方、歩幅は疲れてくると乱れるが、概して一定である。歩き方を決めれば（「普通」の歩き方とか、「大股《おおまた》」で歩くとか）歩幅は驚くほど一定になる。

最初の一時間ほどは、二十分か三十分間隔で尿意を催《もよお》す。市街を歩けば、すぐ公衆便所の位置に精通するようになる。川岸の場合には、公衆便所を含め適切な場所は多くある。

減量日誌

減量中、私は体重や体調を記録した。その一部を日誌風に示したい。

記録は十一月六日、体重が約七キロ減って、六十八キロ前後になったところからはじまっている。

ここまで記録がないのは、減量しているという印象が薄いからである。

すなわち私の場合は、何度も減量をして、この程度は苦もなく下げている、という証拠でもある。

●二〇〇一年十一月六日　途中で歩くのが嫌になる。左右の足を交互に進めるように歩く。このペースだと、コース一周二時間十五分を要する。

●十一月七日　ニューオータニで外国人と会う。帰路、JRの二つ手前の駅から歩いて帰る。手にしていた鞄《かばん》が非常に重い。帰宅して計量すると五キロ、すでに鞄の重量分以上を減量しているのに気づき、驚く。

●十一月十日　三鷹《みたか》グリーン・パークで紙飛行機日本選手権（ジャパン・カップ）の前夜祭。私は審査委員長、参加。懇親会《こんしんかい》で食べたもの、ビールコップ一杯、水割り一杯、鶏三片、おでん三片、寿司小型を六個。ここで歯を磨き、以後はウーロン茶に徹する。

●**十一月十一日**　何を食べても胸焼けしなくなった自分に気づく。

●**十一月十五日**　歩く途中で胃が痛む。キャラメルを嘗《な》めて凌《しの》ぐ。体重はほぼ六十八キロ、七キロ減量した状態。

●**十一月十六日**　前回（十一月九日）の検査結果を聞く。かなりよい。家内が、「たまには緩めれば」と言う。普段は缶ビールも半分程度残す。この夜は缶ビール一本、水割りシングル二杯を飲む。夜、（飲みすぎで）胃に不快感。

●**十一月十七日**　歩くのにバンドが必要になる。家内にジーパンのバンドを捜させる。

●**十一月二十三日**　体重はほぼ六十七キロを通過、八キロ減量した状態。浴室の鏡に腹を映したとき、肋骨《ろっこつ》の下に陰が見えることに気づく。

●十一月二十八日　夜間、突如、減量の本に、三越の「つまみ食い」を書くことが閃《ひらめ》いた。記念すべき日。

●十一月三十日　踵の痛みが気にならなくなっていることに気づく。

●十二月二日　ほぼ六十六・五キロを通過、八・五キロ減量した状態。入浴時バスタブに寄りかかると背骨が痛い。皮下脂肪が落ちている証拠。そういえば運転時、腰骨が座席に当たって痛むことを思いだす。

●十二月三日　学振の生物学賞の、学賜院での授賞式にでる。セレモニーにもパーティにも両陛下出席、日本の一流医学者も集まっている。そのなかの一人から話を聞く。先生曰《いわ》く、「六十過ぎて（検査項目の数値が）すべて正常範囲の人はいないでしょう」「（痩せて）あばら骨が浮きだしているくらいが、ちょうどよい」。

●**十二月三十一日**　購入したデジタルの体重計の計量で、初めて六十四キロを切る。まだ六十四キロに到達したわけではないが、やはり記念すべき日。

●**二〇〇二年一月一日**　歩く途中に、走ることを混ぜる。通常なら二時間十分で歩く。今日は一時間三十一分。

●**一月三日**　コースを変え、最初の長距離ラン、約六キロを連続して走る。

●**一月四日**　全コース十キロを連続して走る。所要時間は一時間二十三分。速度は百メートルを四十〜五十秒程度。走る前後の体重差は一・一キロ（私の場合、十キロを走る前後の体重差は一・三〜一・一キロ程度、発汗、排尿は前夜の飲食に強く影響される）。

●**一月八日**　胃の調子が悪い。前夜食べすぎたと思う。家内の協力で、前日の食事内容を思いだす。昼はおじや（一・五点）。夜はビール・コップ二杯弱（一、以下、「点」を省略）、タンドリー・チキン（三）、スモーク・サーモン（一）、パン二枚とマーガリン（四）、厚揚げの煮物（〇・五）、ポテト・サラダ（一）、生野菜（〇・五）、ミカンとリンゴ半分（二）。

●一月十一日　全コースを一時間十六分で走る。

●一月十四日　一時間十四分で走る。前日も食べすぎた。昼はおじや（一）、シチュー（一）、夜はビール（二）、生野菜（〇）、塩鮭（一）、グラタン（三）、おでん（一）、コロッケ（一・五）、リンゴ（〇・五）、おじや（一）、バームクーヘン（一）、ミカン（一）。

●一月十六日　一時間十二分で走る。

●一月二十四日　入浴後、六十三・四キロ。家内は私が拒食症になることを恐れる。「宮沢りえ」っぽい。

●一月二十五日　走っているとき、途中で高校生の一団（授業で走っている様子）と遭遇《そうぐう》。橋の上で、先を行く一団を一気に追い抜く。その五分後、左足ふくらはぎの肉離れを起こした。苦心して家に戻る。

●一月三十一日　歩き再開。走れないから、歩幅でコースの距離を測る。一周距離は、計算上は一万三十三メートル。

●二月一日　距離測定を繰り返す。距離は一万百二十一メートル。

●二月四日　二週間後の健診に備え、アルコールを三・五点に増加。

●二月十日　速歩で歩く。一時間五十二分。

●二月十七日　速歩で歩く。一時間三十五分。歩く時間の新記録。

●二月二十日　膝《ひざ》に痛み。速歩をやめ、歩く速度を普通のペースに戻す。

●二月二十二日　六十二・五キロ、減量は十二・五キロに達した模様。健診の数値正常。食事メニューを低コレステロールに変更。

●三月二日　入浴後の計量を忘れる。このところ、計量を忘れることが多い。減量が完了したと無意識に考えている証拠。

●三月十二日　ほぼ六十二キロ。このところ、意識せずに飲み、かつ食べている。アルコールは缶ビール一本、ウィスキーはシングル水割り一杯程度。精神的には減量終了。食べる量が増えている。

●三月二十三日　六十一・五キロ、健診の数値安定、変化なし。

とうとう記念すべき日が

二月二十日に健診を受け、翌々日の二月二十二日、結果を聞いた。この日も、今回の減量で記念すべき日となった。

この二週間前から、私は酒量を増した。缶ビール一本、ウィスキーはシングル二杯を、毎晩意図的に飲んでいた。食事も量を増やしていた。肝機能が乱れないことを確認するために、結果に大いに気をよくした（一三九ページ参照）。

この二月二十二日の記録には、次の記述がある。

「このごろ朝の計量に、排便の前後を示す注（印）がなくなった。減量が目標に達した証拠。さらに六十キロを目指すべきか」

このとき体重は、六十二・五キロに達していた。この減量の目的は、健診の数値を戻すことにあった。体重の目標値は、設定していなかった。

思い起こせば、最初は、途中で胃痛がはじまると予想していた。そのときが減量を中止すべきときと考えていた。実際、胃痛を感じたこともあった（十一月十五日）。しかしいつの間にか、胃のことは忘れていた。

胃が痛まなかった理由は、不明である。もっとも考えられるのは、歩く距離が十キロに増えていることである。ここだけが、以前の減量と違う点である。

前章で「二足歩行は人類の原点」と書いた。歩くことには、さまざまな効用があるように思う。

「終了宣言」、以後は現状維持

また同じ二月二十二日の記録は、「総コレステロールが二三六で、二四〇の上限に接近」したことを懸念していた。このため私は、ここで低コレステロール食を試みることにした。

ここまで私は、コレステロールを減らすことには、あまり注意を払ってこなかった。この日家内に、食事メニューを少し変えるように頼んだ。

「肉類は餃子《ギョーザ》、コロッケ、けんちん汁、焼きそば、切り干し大根の煮物程度までにしよう。ただし魚は歓迎する」

その後、体重の減少が鈍《にぶ》くなった。家内によれば、「最初のころより、飲むのも食べるのも、かなり多くなっている」。

三月二十二日、次の健診を受け、翌三月二十三日、結果を聞いた。総コレステロールが下がり、食事も効いているらしいことを確認した。

以後は、「現状維持」を家内に伝えた。

大酒を飲みたい誘惑に駆られる。カツ丼、海老フライ(タルタル・ソースをたっぷり)、ハム・エッグ、卵サンドイッチ、ソーセージ……どれも腹いっぱい食べたいと思う。

しかし、しばしの辛抱《しんぼう》が必要である。この原稿を書き終えるまでは。

あとは野となれ山となれ……太れば、またはじめればよい。

「減量道」の段位

空手のある流派では、「初段千時間」という。言い得て妙だと思う。減量にも同じ基準が使えるのではないか。

千時間を二十四時間（一日）で割ると、約四十日である。仮に一日十四点（約一一〇〇キロカロリー）程度の減量を四十日ほど行うと、少なくとも五キロ程度は落ちる。きちんと五キロ減量できれば、初段黒帯の資格がある。私は、そう考えている。

二段は、かなりむずかしいレベルになる。私は減量道の段位は、初段と二段だけあればよい、と考えている。二段はどの程度の技量か、次にこれを説明したい。

たとえば減量実施中、五キロとか十キロ落とした状態で、大学の委員会の仕事にでたとする。そして昼食時、カツ丼がでたとする。

私の場合だと、これは東京大学の正門近くにある「朝日屋」のカツ丼である。朝日屋は蕎《そ》麦《ば》屋で、良心的かつ美味しい蕎麦を食べさせる店として、東大職員なら知らぬ者はいない。

しかしカツ丼も素晴らしく美味しい。減量時は、毎晩カツ丼の夢を見る。さて委員会で、カツ丼がでる。若干、体面を考え（食べる理由は、いくらでも思い浮かぶ！）、半分食べようと思う。いや三分の一だけ食べようと思う。そして箸《はし》をつける。一口食べると、もう止まらない。どうしても、止まらない。意志の力など、なきに等しい。そういうことがわかる。こういうとき、「食は生物の本能」であることを実感できる。気がつくと、全部食べている。あなたは、まだ初段である。途中でさりげなく箸を置き、丼《どんぶり》に蓋《ふた》をして静かにお茶を飲む。これができれば、あなたは二段である。

生活習慣病の権威を名乗る方々は、こういうことをご存じない。そして、「一日三度に分けて食べなさい」などと言う。

一日三食では、体重はまず下がらない。少なくとも健康な肥満者の体重は、まず下がらない。三食食べて下げるには、よほどの技量を必要とする。

錬士《れんし》の称号

二段の先に何があるか。錬士の称号が待っている。すでに述べたが、減量道の称号は、初段、二段で足りる。しかし錬士までいけば、理想的である。

現在、私は減量中だが、昼食を食べている。おじややパンを三点程度、昼食として摂っている。そして夕食は、アルコールを含めて十一点でも十二点でも、自由にコントロールできる。

このように、十四点程度の食事を分けて食べられるようになれば、あなたは錬士を名乗ってよろしい。

正直に書くと、食事を分けることができるようになった原因として、加齢の影響があるかもしれないと考えている。そのような可能性は否定しないが、実践者として言わせていただければ、訓練の効果のほうが遥かに大きい。

さて、二段、錬士の世界に何があるか。

再び三越本店の試食の例で説明したい。

このランクになると、微妙かつ繊細《せんさい》な味が識別《しきべつ》できるようになる。食賓館で試食したもののなかから、その種の絶品数点をご紹介したい。

二段、錬士用の試食

鮎家「昆布巻《こぶまき》」、鮎家は売り場の一番奥にあり、あまり目立たない。しかし、ここの「鮎《あゆ》」

「紅鮭《べにさけ》」の昆布巻、「合鴨《あいがも》」のパストラミ（胸肉の薫製《くんせい》）は、絶品である。「鮎の昆布巻が一番のお勧めです。この店は、鮎の昆布巻で大きくなりました。薄味が特色です。他のメーカーに比べ、一等級の昆布を使っています」「一等級とは、昆布の肉が厚い、ということです」。ただし私には、「合鴨」のパストラミのほうが、さらに美味しい。これは減量のために、体のエネルギー準位が低いためであろうか。

丹野「こんにゃく」、試食品の皿が常時十二枚ほどある。すべて、こんにゃくである。最初私は、そのことに気づかなかった。たとえば、ジャガイモのように見えるのは、「玉こんにゃく」である。白滝《しらたき》のように見えるのは、「山くらげのあえ物」。磯辺餅《いそべもち》のように見えるのは、「こんにゃく餅」、これは、もち米とこんにゃく粉でつくられている。いずれも、最高の減量料理である。こんにゃくの「さしみ」も絶品である。こんにゃく特有の臭いがない。柔らかさ滑《なめ》らかさが違い、味は素晴らしい。色も新鮮で、食欲をそそる。

百万石「香の物」、カラフルで、見ただけで食欲をそそられる。「聖護院《しょうごいん》かぶら」（白）、「白瓜浅漬《しろうりあさづけ》」（緑）、「温海《あつみ》かぶら」（ピンク）、「さわやか一本」（浅漬、白）、「本干たくあん」（黄）、「べったら漬」（白）。百万石の漬物は、「浅漬」が特徴である。「皆さん、サラダ感覚で召し上がる」。塩分が少ないので「冷蔵庫で三日しかもたない」。百万石最大の自慢は、

「もろみ白菜」（うす茶色）のようである。「当店独特の醤油漬《しょうゆづけ》、しかし、しょっぱくない。こくがある」。薄味で、品位のある浅漬、これがウィスキーの水割りと素晴らしく合う。

大和屋「奈良漬《ならづけ》」、「うり」「なす」「きゅうり」「すいか」「しょうが」「守口大根《もりぐちだいこん》」、これらの極上奈良漬が試食できる。いずれも、とろけるように甘い。見事なものである。奈良漬は普通、酒粕《さけかす》でつくる。大和屋の奈良漬は、手作りみりんと酒粕でつくる。「みりんと酒粕の調合具合」に「甘口」の秘密があるようだ。大和屋の「奈良漬」は、奈良漬に対する私の認識を一変させた。酒の肴《さかな》としても素晴らしい。

鈴廣「ふくふく揚げ」、ある日、偶然、「ふくふく揚げ」の試食品に気づいた。それは、十一キロ減量した後のことで、その美味しさに圧倒された。ふんわりとした甘味と柔らかい食感、絶品である。「白身の魚と豆腐《とうふ》と山芋《やまいも》を混ぜ合わせて揚げたもの」「人気商品」という。あのときは、蒲鉾《かまぼこ》のあいだの小さな皿に、ちょこんとのっていた。その後は、通りかかるたびに注意して見るが、試食できる機会は一度しかなかった。幻の試食品である。

藤野「とうふ」、この「とう富（とうふ）」の美味しさに気づくには、私のような野蛮人《やばんじん》には、かなりの修業――減量――が必要のようである。それまで何度も試食していたが、その美味しさに気づかなかった。前項「ふくふく揚げ」に気づいたのと同じ日――十一キロ減量した後——店の女性の説明を聞き、この味に目覚めた。

この日、三種類の「とうふ」が、大きな皿に並べられていた。彼女が淡々《たんたん》と言った。

「『にがり味』と『黒豆』は、いつもだしています。この二つが、店を代表するものです。『にがり味』は、こくがあって甘味がある。『黒豆』のほうは、好きずきがあります。少し黒豆の味がして、しっかりした味です」

十キロも減量すると、彼女の言うことが、心から納得できるようになる。それは減量により、当方の感覚が鋭敏《えいびん》になり、言外の意味を悟ることができるからではないか。減量の醍醐《だいご》味《み》の一つであるように思う。

世界が広がる

大学にいたとき、たまたま減量中に、ウィスキー——シーバス・リーガル——の味に目覚めた。このことは、すでに述べた。

同様に今回の減量でも、目覚めた絶品がある。それはチョコレート・リキュールである。

この本の草稿を書きはじめて少ししたころ、知人の女性——ワイン輸入を本業としている——からバレンタインデイのギフトとして、リキュールをいただいた。オーストリア・ザルツブルク産のモーツァルト・チョコレート・リキュールで、その美味さに圧倒された。

私は食賓館の洋酒売り場に赴《おもむ》き、自分のストック用に追加を注文した。このとき女性店員二人に、別途、チョコレート・リキュールを飲む作法を尋ねた。彼女らの答えは、期せずして一致していた。「アイスクリームにかけて食べます」

これは、減量道を志す私としては、受け入れがたい。私は、自らの作法を開発した。すなわち、封を切ったら——ボトルは冷蔵庫に保存する——必要に応じ、一ccを口中に含む。そしてそれを、長く賞味する。減量道に勤《いそ》しむ者として、これは当然である。

私はチョコレート・リキュールを、仕事がはかどったとき、はかどらないとき、眠いとき、眠くないとき、目覚めて血気盛んなとき、然《しか》らざるとき、それぞれ賞味する。

この稿を書きながら、私はスコッチの水割りのあいだに、これを——僅《わず》かに——口に含む。こんなことがあっていいのか。そう思えるほどに、世界が広がる。

この本を書きはじめたとき、話がリキュールに及ぶとは予想していなかった。とにかくリキュールの美味しさに気づかせたのは、減量の功績である。

六十七歳のボクシング

ここまでは、二〇〇二年三月末の時点で書かれた。すなわち、表2（一五三ページ）の測定が完了するのを待って、書かれた。

しかし出版を待って、減量はその後も続けられた。校正がはじまる九月まで、体重は六十三キロ前後に維持された。このような長期の減量は、私には初めての体験であった。

すでに繰り返し述べたが、我が減量法はリバウンドを許容する。本来なら体重は、四月の時点で、少なくとも六十五キロまで戻してよかった。それが、六ヵ月間、二十代初期の体重に維持された。

この結果、次のようなことが起きた。

まず、四月中ごろ、東京新聞の「この道」という連載の執筆を引き受けた。これは自伝の一種である。

昔話をするようになったら、人間おしまいである。しかし百回の連載を書くことは、得難い体験になる。

本来の私なら、断っていたと思う。連載執筆を引き受けたのは、減量の影響であったと考えている。

次に、八月から、私はボクシングをはじめた。

空手の花上先生が亡くなったことは、すでに述べた。閉鎖された道場をお借りして、私は一人だけ、練習を細々と続けていた。

しかし六月ごろ、「これではいけない」と思うようになった。そしてランニングを再開し、八月から、隣の福生《ふっさ》市にある岡橋ボクシングジムに入門した。岡橋勲《おかはしいさお》先生は、一九七四年度東日本フライ級新人王戦で準優勝された方である。

岡橋先生には、最初電話で入門を打診した。そして年齢を伝えたところ、言下に断られた。断固として、断られた。

しかし一週間後、押しかけて、入門を許された。これも減量のなせる業《わざ》ではないかと、私は考えている。

ボクシングの練習はハードである。いつまで続けられるかわからない。いまの私は、まさに、

「蟬《せみ》の将《まさ》に死なんとする、其《そ》の声や善《よ》し」

の心境である。

長期の減量が、これほど人を積極的にするとは、私自身気づいていなかった。これを読者にお伝えすべく、この項を書き加えた。

解説

東京大学名誉教授　石川隆俊《いしかわたかとし》
（元東京大学医学部長）

この本を読みはじめた読者はすぐ気づくであろうが、この本は、これまでの減量を勧める本とまるっきり違っている。著者の減量を行う目的は、心の愉《たの》しみを求めての行動であり、減量をはじめてから数日間、天井《てんじょう》がゆがんで見える時期を乗り越えれば、心身ともに爽快感にあふれ、気力充実、意欲が亢進《こうしん》するとともに、運動性も高められる。肥満《ひまん》が原因と指摘される、病的状況、高コレステロール血症、脂肪肝などはたちまち改善される。

減量が体によいことはわかるものの、禁欲的イメージが付きまとう。この世の中で、食べること、飲むことがなければ、生きている甲斐《かい》がないと思われる向きには、著者は、減量を続けながら、必要に応じ、暴飲、暴食も夢ではないことを自験例をもって示している。

著者は、戦中戦後の食糧事情を経験し、名だたる食いしん坊のように思われ、自分を減量という世界に追い込んで、動物的に味覚に対する感覚を研《と》ぎすます。野生の動物が、ときに薬草や土を食《は》むように、減量者には、自分の体の不足成分が自然にわかるという。

著者が減量の方法として基本的に推奨する一日一食法は、理にかなっていると思われる。肥満体にとって、脂肪が燃焼する限り、エネルギーの枯渇《こかつ》はありえず、ビタミンやミネラルをバランスよくとれば健康体である限り、何ら危険はない。

著者が減量から得られる最大のメリットは、減量をする過程とそれによって得られる、精神の高揚《こうよう》にあるようであり、それを愉しんでいるように見える。

著者のように自由に減量を繰り返し行うだけでなく、減量を長期にわたり実行すれば、脂質代謝が高まり、動脈硬化《どうみゃくこうか》は起こりがたく、その結果として、心筋梗塞《しんきんこうそく》、脳梗塞《のうこうそく》、高血圧などの予防としても有用であることは間違いない。平均余命の延長に貢献《こうけん》することになる。動物実験で唯一確実に寿命を延ばすのは、カロリー制限しか知られていない。しかし、いちがいに馬齢《ばれい》を重ねるのが、著者の減量精神のよしとするところではないのかもしれない。

本文中にもあるように、人間は氷河期を経験し、厳しい食糧事情に耐えうる者だけが生存した。基本的に人間は、食べだめができるのである。江戸時代は二食であったというが、今日一日三食が定着した。

この本は人間という生き物にとって、もっともふさわしい食事の摂り方に対する一つの提言であり、また人体実験でもある。

加藤寛一郎

1935年、東京都に生まれる。1960年、東京大学工学部航空学科を卒業。1996年、東京大学名誉教授。1996年から5年間、日本学術振興会理事。工学博士。

高校2年生のとき、柔道をはじめる。その後、大学時代に剣道に転じ、初段を取得。37歳のとき、空手入門。39歳で、初段を取得。50歳で、4段を取得。その後、「20年間稽古に精進したものに与える」という『錬士』の免状を授与される。67歳でボクシングジムに入門。

著書には『墜落』(全10巻)『航空機事故 次は何が起こる』(以上、講談社)、『墜落』『生還への飛行』『零戦の秘術』『管制官の決断』『飛行の神髄』『飛行の秘術のはなし』『エアバスの真実』(以上、講談社+α文庫)などがある。

講談社+α《プラスアルファ》新書 129-1 B

一日一食《いちにちいつしよく》 断食減量道《だんじきげんりようどう》

加藤寛一郎《かとうかんいちろう》

2002年11月20日第1刷発行
2004年 4 月 1 日第6刷発行

発行者——— 野間佐和子
発行所——— 株式会社 講談社
東京都文京区音羽2-12-21 〒112-8001
電話 出版部(03)5395-3722
販売部(03)5395-5817
業務部(03)5395-3615
装画——— 勝部浩明
デザイン——— 鈴木成一デザイン室
カバー印刷——— 共同印刷株式会社
印刷——— 慶昌堂印刷株式会社
製本——— 株式会社国宝社

落丁本・乱丁本は購入書店名を明記のうえ、小社書籍業務部あてにお送りください。

送料は小社負担にてお取り替えします。

なお、この本の内容についてのお問い合わせは生活文化第二出版部あてにお願いいたします。

Printed in Japan ISBN4-06-272164-3 定価はカバーに表示してあります。

講談社＋α新書

新しい森田療法　大原健士郎
第一人者の新しい理論で神経症はここまで進んだ！　多年にわたる研究成果を明らかにする!!
700円 20-1 A

やる気の健康医学　大原健士郎
「どうも、やる気が出ない」。それは、なぜか!? 心の病とやる気の関係が詳しくわかる一冊!!
780円 20-2 A

漁師の知恵袋　魚の捌《さば》き方食い方　岩本隼
大衆魚から珍魚や秘魚まで漁師が究めた旬の魚をおいしく食べる！　捌き方などポイント図解
840円 21-1 B

樹木で演出するミニ・ガーデンプラン　正木覚
木を生かしたくつろぎと癒しの庭づくり実例集。環境デザイナーが提案する庭づくり110例!!
880円 22-1 D

宇宙に取り憑《つ》かれた男たち　的川泰宣
宇宙に全人生を賭けた、天才・奇人たちの宇宙開発の歴史を彩った奇想天外なドラマの数々!!
840円 24-1 C

エジプトミイラ　五〇〇〇年の謎　吉村作治
計一千万人の古代エジプト人が幸せな来世を信じてミイラになった。製造方法と死生観を解明
780円 26-1 C

毎日のワイン手帳　田崎真也
ソムリエ世界一の著者飲み下ろし!!　日常のワイン生活を充実させる場面別七六八本の選び方
940円 27-1 D

「多動性障害」児　「落ち着きのない子」は病気か?　榊原洋一
集中できない子、親や先生の言うことを聞けない子……本当に病気なら治療法はみつかる!!
700円 28-1 B

アスペルガー症候群と学習障害　ここまでわかった子どもの心と脳　榊原洋一
親や医師も気づかない「健康だけど何か変」な子の原因がわかった！　話題の二大病因を検証
780円 28-2 B

家づくり　建築家の知恵袋　「子ども部屋」のために家を建てるな　天野彰
夫《おとこ》が家づくりに無関心だと、「家族を失う」家に。夫たちよ、家づくりのドラマに参加せよ！
780円 29-1 D

家づくり　迷ったときの建築家の知恵袋　天野彰
悩んで、考えるほどいい家になる。家族の幸せや健康・安全を守る理想の家を手に入れよう！
780円 29-2 D

表示価格はすべて本体価格（税別）です。本体価格は変更することがあります

講談社＋α新書

書名	著者	内容	価格・番号
こころの生態系 日本と日本人、再生の条件	河合隼雄 中沢新一 小林康夫 田坂広志	非知の思想、他力の思想、弱さの思想……この大転換期を果敢にのりきる着想を提唱する！	780円 41-1 A
フィナンシャル・エンジニア 金融工学の担《にな》い手たち	石井 至	金融工学を駆使し、金融を動かす華麗なる頭脳派商売の魅力を金融ヒット商品開発者が語る‼	780円 42-1 C
一つの中国 一つの台湾 江沢民vs李登輝	楊 中美 趙 宏偉＋青木まさこ 編訳	総統引退後も隠然とした力を持つ李登輝と紅い中華皇帝江沢民の対決！ 独立か統一か⁉	840円 43-1 C
英語は怖くない だけど怖いときもある	松永大介	外交官の〝楽しくなる学習法〟と、会話の基本から最新時事英語まで、生きた英語を紹介‼	680円 44-1 C
誤用乱用 テレビの敬語	奥秋義信	全て実例、どこが間違いか⁉ 誤りの理由と、正しい敬語のルールとコツをわかりやすく解説	780円 45-1 C
探すウルトラ技術	戸田 覚	整理整頓は時間のムダ、探すほうが絶対に早い。必要なとき素早く見つけ出すプロのコツとは⁉	880円 46-2 C
「ウィンドウズXP」がガラリと変えるパソコンの買い方	戸田 覚	ウィンドウズXPでパソコンは大きく変わる。何を、いつ、どこで買うべきかズバリわかる本‼	880円 46-3 C
超辛口 誰よりも安くて賢いパソコン購入術	戸田 覚	大幅値下げ、大幅モデルチェンジ、家電化。買い時を迎えたパソコンの最新買い方ガイド！	880円 46-4 C
「財務省」で何が変わるか	川北隆雄	金融行政を手放しても「予算編成権」「マネー警察権」を保持した財務省のしたたかな戦略！	740円 47-1 C
葉《は》書《がき》はサッと書く	清川 妙	心を伝え形に残り手紙より簡便。いま見直される葉書の効用と上手に書くコツを豊富な事例で	780円 48-1 D
医原病 「医療信仰」が病気をつくりだしている	近藤 誠	医者への盲信と医療への期待が悲劇を生む！ 医療情報を鵜呑みにするのはもうやめよう！	780円 49-1 B

表示価格はすべて本体価格（税別）です。本体価格は変更することがあります

講談社＋α新書

納得の間取り　日本人の知恵袋　日本人らしい生活空間とは	吉田桂二	間取りとは、家族個々の〝部屋取りパズル〟ではない！　豊かだった先人の発想を今こそ活かす	880円	50-1 D
歴史遺産　日本の町並み108選を歩く	吉田桂二	江戸期はもちろん、それ以前の〝いい町〟が日本には残っている。歴史散歩の勘どころ案内!!	880円	50-2 D
「タイム」を読んで英語名人	松本道弘	英語落ちこぼれが、難解な「タイム」英語に挑んで、ついに英語名人になった。その秘訣は？	740円	51-1 C
日中英語戦争　武士道英語vs.カンフー英語	松本道弘	実用英語を武器に日本進出、世界進出を図る中国に、〝斬れる英語〟のプロが立ち向かう!!	740円	51-2 C
情のディベートの技術	松本道弘	意思決定が速くなり、交渉・会議に強くなる!!　知の限界を「情」で突破し、思考回路を鍛える	880円	51-3 C
ひきこもりの家族関係	田中千穂子	「ひきこもる」ことは、そんなに悪いことなのか!?　心の叫びに親はどう応《こた》え、何をすればいいのか	700円	52-1 A
建築Gメンの住居学　家族の安心と安全な家のために	中村幸安	正義の味方の登場で、日本でも住まいの革命が始まる！　Gメンの監視の目が私たちを救う	780円	53-1 D
子どもの凶悪さのこころ分析　17歳にみる「退化のきざし」	中沢正夫	「もしや我が子が!?」犯罪報道に多くの親が動揺する。名医が提案する「逆説・悪い子の育て方」!!	700円	54-1 A
40歳をすぎても記憶力は伸ばせる	高田明和	〝人の名前〟がすぐ出なくなったらすぐ読もう！　脳細胞は大人になってもこの方法で増やせる!!	700円	55-1 A
自分でもユーウツになる「その性格」を変える	高田明和	あなたの困った性格は脳のクセである!!　思いがけない方法で弱気、ウツ、優柔不断が治る!!	780円	55-2 A
「うつ」依存を明るい思考で治す本　クスリはいらない！	高田明和	気軽に処方される薬には知られざる副作用が！　脳を自分でたくましく変える科学的行動技術!!	840円	55-3 A

表示価格はすべて本体価格（税別）です。本体価格は変更することがあります